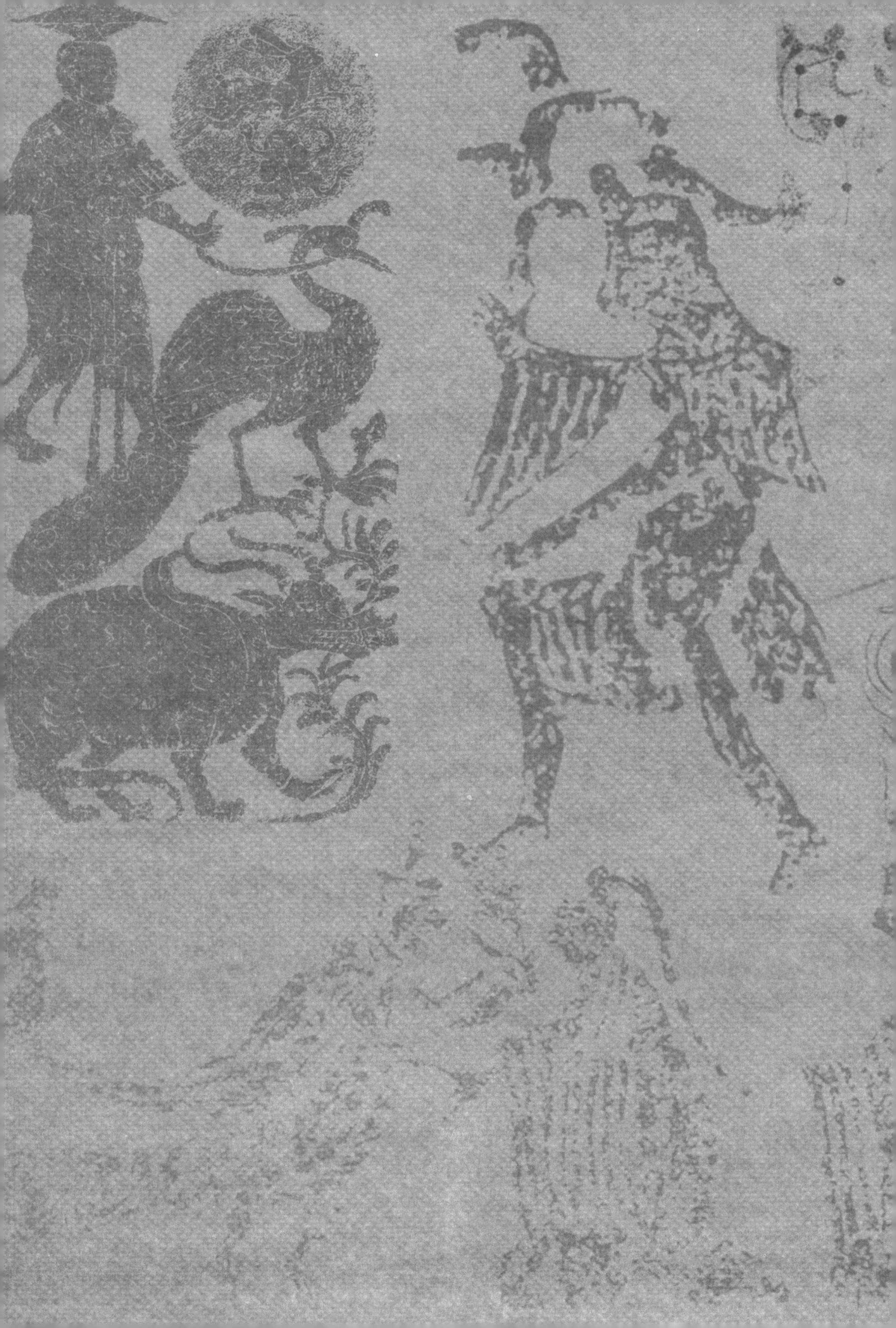

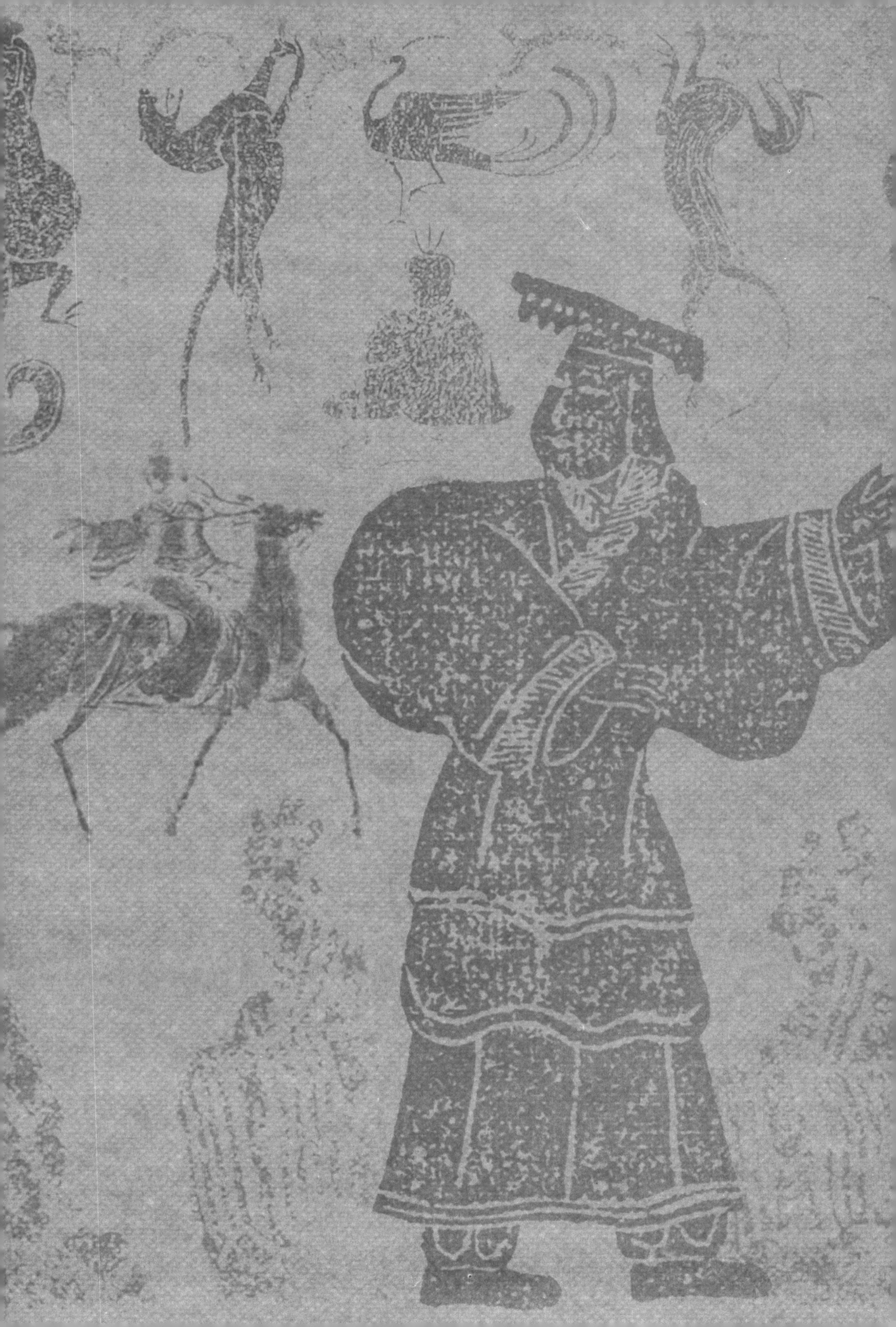

中国古医籍整理丛书

莲斋医意立斋案疏

清·叶崧　著

王静怡　刘岗　吕富荣　校注

中国中医药出版社
·北　京·

图书在版编目（CIP）数据

莲斋医意立斋案疏/（清）叶崧著；王静怡，刘岗，吕富荣校注．—北京：中国中医药出版社，2016.11

（中国古医籍整理丛书）

ISBN 978－7－5132－3367－5

Ⅰ.①莲… Ⅱ.①叶… ②王… ③刘… ④吕… Ⅲ.①中药学－中国－清代 Ⅳ.①R28

中国版本图书馆CIP数据核字（2016）第101165号

中 国 中 医 药 出 版 社 出 版
北京市朝阳区北三环东路28号易亨大厦16层
邮政编码 100013
传真 010 64405750
保定市中画美凯印刷有限公司印刷
各地新华书店经销

*

开本 710×1000 1/16 印张 12.5 字数 147 千字
2016年11月第1版 2016年11月第1次印刷
书 号 ISBN 978－7－5132－3367－5

*

定价 38.00元
网址 www.cptcm.com

社长热线 010 64405720
购书热线 010 64065415 010 64065413
微信服务号 zgzyycbs
书店网址 csln.net/qksd/
官方微博 http://e.weibo.com/cptcm
淘宝天猫网址 http://zgzyycbs.tmall.com

国家中医药管理局
中医药古籍保护与利用能力建设项目
组织工作委员会

主　任　委　员　王国强

副 主 任 委 员　王志勇　李大宁

执行主任委员　曹洪欣　苏钢强　王国辰　欧阳兵

执行副主任委员　李　昱　武　东　李秀明　张成博

委　　　　员

各省市项目组分管领导和主要专家

（山东省）武继彪　欧阳兵　张成博　贾青顺

（江苏省）吴勉华　周仲瑛　段金廒　胡　烈

（上海市）张怀琼　季　光　严世芸　段逸山

（福建省）阮诗玮　陈立典　李灿东　纪立金

（浙江省）徐伟伟　范永升　柴可群　盛增秀

（陕西省）黄立勋　呼　燕　魏少阳　苏荣彪

（河南省）夏祖昌　刘文第　韩新峰　许敬生

（辽宁省）杨关林　康廷国　石　岩　李德新

（四川省）杨殿兴　梁繁荣　余曙光　张　毅

各项目组负责人

王振国（山东省）　王旭东（江苏省）　张如青（上海市）

李灿东（福建省）　陈勇毅（浙江省）　焦振廉（陕西省）

蔡永敏（河南省）　鞠宝兆（辽宁省）　和中浚（四川省）

项目专家组

顾　问　马继兴　张灿玾　李经纬

组　长　余瀛鳌

成　员　李致忠　钱超尘　段逸山　严世芸　鲁兆麟
郑金生　林端宜　欧阳兵　高文柱　柳长华
王振国　王旭东　崔　蒙　严季澜　黄龙祥
陈勇毅　张志清

项目办公室（组织工作委员会办公室）

主　任　王振国　王思成

副主任　王振宇　刘群峰　陈榕虎　杨振宁　朱毓梅
刘更生　华中健

成　员　陈丽娜　邱　岳　王　庆　王　鹏　王春燕
郭瑞华　宋咏梅　周　扬　范　磊　张永泰
罗海鹰　王　爽　王　捷　贺晓路　熊智波

秘　书　张丰聪

前言

中医药古籍是传承中华优秀文化的重要载体，也是中医学传承数千年的知识宝库，凝聚着中华民族特有的精神价值、思维方法、生命理论和医疗经验，不仅对于传承中医学术具有重要的历史价值，更是现代中医药科技创新和学术进步的源头和根基。保护和利用好中医药古籍，是弘扬中国优秀传统文化、传承中医学术的必由之路，事关中医药事业发展全局。

1949 年以来，在政府的大力支持和推动下，开展了系统的中医药古籍整理研究。1958 年，国务院科学规划委员会古籍整理出版规划小组在北京成立，负责指导全国的古籍整理出版工作。1982 年，国务院古籍整理出版规划小组召开全国古籍整理出版规划会议，制定了《古籍整理出版规划（1982—1990）》，卫生部先后下达了两批 200 余种中医古籍整理任务，掀起了中医古籍整理研究的新高潮，对中医文化与学术的弘扬、传承和发展，发挥了极其重要的作用，产生了不可估量的深远影响。

2007 年《国务院办公厅关于进一步加强古籍保护工作的意见》明确提出进一步加强古籍整理、出版和研究利用，以及

“保护为主、抢救第一、合理利用、加强管理”的方针。2009年《国务院关于扶持和促进中医药事业发展的若干意见》指出，要“开展中医药古籍普查登记，建立综合信息数据库和珍贵古籍名录，加强整理、出版、研究和利用”。《中医药创新发展规划纲要（2006—2020）》强调继承与创新并重，推动中医药传承与创新发展。

2003~2010年，国家财政多次立项支持中国中医科学院开展针对性中医药古籍抢救保护工作，在中国中医科学院图书馆设立全国唯一的行业古籍保护中心，影印抢救濒危珍本、孤本中医古籍1640余种；整理发布《中国中医古籍总目》；遴选351种孤本收入《中医古籍孤本大全》影印出版；开展了海外中医古籍目录调研和孤本回归工作，收集了11个国家和2个地区137个图书馆的240余种书目，基本摸清流失海外的中医古籍现状，确定国内失传的中医药古籍共有220种，复制出版海外所藏中医药古籍133种。2010年，国家财政部、国家中医药管理局设立“中医药古籍保护与利用能力建设项目”，资助整理400余种中医药古籍，并着眼于加强中医药古籍保护和研究机构建设，培养中医古籍整理研究的后备人才，全面提高中医药古籍保护与利用能力。

在此，国家中医药管理局成立了中医药古籍保护和利用专家组和项目办公室，专家组负责项目指导、咨询、质量把关，项目办公室负责实施过程的统筹协调。专家组成员对古籍整理研究具有丰富的经验，有的专家从事古籍整理研究长达70余年，深知中医药古籍整理研究的重要性、艰巨性与复杂性，履行职责认真务实。专家组从书目确定、版本选择、点校、注释等各方面，为项目实施提供了强有力的专业指导。老一辈专家的学术水平和智慧，是项目成功的重要保证。项目承担单位山东中医药大学、南京中医药大学、上海中医药大学、福建中医药大学、浙江省中医药研究院、陕西省中医药研究院、河南省中医药研究院、辽宁中医药大学、成都中医药大学及所在省市中医药管理部门精心组织，充分发挥区域间互补协作的优势，并得到承担项目出版工作的中国中医药出版社大力配合，全面推进中医药古籍保护与利用网络体系的构建和人才队伍建设，使一批有志于中医学术传承与古籍整理工作的人才凝聚在一起，研究队伍日益壮大，研究水平不断提高。

本着"抢救、保护、发掘、利用"的理念，该项目重点选择近60年未曾出版的重要古医籍，综合考虑所选古籍的保护价值、学术价值和实用价值。400余种中医药古籍涵盖了医经、基础理论、诊法、伤寒金匮、温病、本草、方书、内科、外科、女科、儿科、伤科、眼科、咽喉口齿、针灸推拿、养生、医案医话医论、医史、临证综合等门类，跨越唐、宋、金元、明以迄清末。全部古籍均按照项目办公室组织完成的行业标准《中医古籍整理规范》及《中医药古籍整理细则》进行整理校注，绝大多数中医药古籍是第一次校注出版，一批孤本、稿本、抄本更是首次整理面世。对一些重要学术问题的研究成果，则集中收录于各书的"校注说明"或"校注后记"中。

"既出书又出人"是本项目追求的目标。近年来，中医药古籍整理工作形势严峻，老一辈逐渐退出，新一代普遍存在整理研究古籍的经验不足、专业思想不坚定等问题，使中医古籍整理面临人才流失严重、青黄不接的局面。通过本项目实施，搭建平台，完善机制，培养队伍，提升能力，经过近5年的建设，锻炼了一批优秀人才，老中青三代齐聚一堂，有效地稳定了研究队伍，为中医药古籍整理工作的开展和中医文化与学术的传承提供必备的知识和人才储备。

本项目的实施与《中国古医籍整理丛书》的出版，对于加强中医药古籍文献研究队伍建设、建立古籍研究平台，提高古籍整理水平均具有积极的推动作用，对弘扬我国优秀传统文化，推进中医药继承创新，进一步发挥中医药服务民众的养生保健与防病治病作用将产生深远影响。

第九届、第十届全国人大常委会副委员长许嘉璐先生，国家卫生计生委副主任、国家中医药管理局局长、中华中医药学会会长王国强先生，我国著名医史文献专家、中国中医科学院马继兴先生在百忙之中为丛书作序，我们深表敬意和感谢。

由于参与校注整理工作的人员较多，水平不一，诸多方面尚未臻完善，希望专家、读者不吝赐教。

国家中医药管理局中医药古籍保护与利用能力建设项目办公室

二〇一四年十二月

许序

“中医”之名立，迄今不逾百年，所以冠以“中”字者，以别于“洋”与“西”也。慎思之，明辨之，斯名之出，无奈耳，或亦时人不甘泯没而特标其犹在之举也。

前此，祖传医术（今世方称为“学”）绵延数千载，救民无数；华夏屡遭时疫，皆仰之以度困厄。中华民族之未如印第安遭染殖民者所携疾病而族灭者，中医之功也。

医兴则国兴，国强则医强。百年运衰，岂但国土肢解，五千年文明亦不得全，非遭泯灭，即蒙冤扭曲。西方医学以其捷便速效，始则为传教之利器，继则以“科学”之冕畅行于中华。中医虽为内外所夹击，斥之为蒙昧，为伪医，然四亿同胞衣食不保，得获西医之益者甚寡，中医犹为人民之所赖。虽然，中国医学日益陵替，乃不可免，势使之然也。呜呼！覆巢之下安有完卵？

嗣后，国家新生，中医旋即得以重振，与西医并举，探寻结合之路。今也，中华诸多文化，自民俗、礼仪、工艺、戏曲、历史、文学，以至伦理、信仰，皆渐复起，中国医学之兴乃属必然。

迄今中医犹为国家医疗系统之辅，城市尤甚。何哉？盖一则西医赖声、光、电技术而于20世纪发展极速，中医则难见其进。二则国人惊羡西医之“立竿见影”，遂以为其事事胜于中医。然西医已自觉将入绝境：其若干医法正负效应相若，甚或负远逾于正；研究医理者，渐知人乃一整体，心、身非如中世纪所认定为二对立物，且人体亦非宇宙之中心，仅为其一小单位，与宇宙万象万物息息相关。认识至此，其已向中国医学之理念“靠拢”矣，虽彼未必知中国医学何如也。唯其不知中国医理何如，纯由其实践而有所悟，益以证中国之认识人体不为伪，亦不为玄虚。然国人知此趋向者，几人？

国医欲再现宋明清高峰，成国中主流医学，则一须继承，一须创新。继承则必深研原典，激清汰浊，复吸纳西医及我藏、蒙、维、回、苗、彝诸民族医术之精华；创新之道，在于今之科技，既用其器，亦参照其道，反思己之医理，审问之，笃行之，深化之，普及之，于普及中认知人体及环境古今之异，以建成当代国医理论。欲达于斯境，或需百年欤？予恐西医既已醒悟，若加力吸收中医精粹，促中医西医深度结合，形成21世纪之新医学，届时“制高点”将在何方？国人于此转折之机，能不忧虑而奋力乎？

予所谓深研之原典，非指一二习见之书、千古权威之作；就医界整体言之，所传所承自应为医籍之全部。盖后世名医所著，乃其秉诸前人所述，总结终生行医用药经验所得，自当已成今世、后世之要籍。

盛世修典，信然。盖典籍得修，方可言传言承。虽前此50余载已启医籍整理、出版之役，惜旋即中辍。阅20载再兴整理、出版之潮，世所罕见之要籍千余部陆续问世，洋洋大观。

今复有“中医药古籍保护与利用能力建设”之工程，集九省市专家，历经五载，董理出版自唐迄清医籍，都400余种，凡中医之基础医理、伤寒、温病及各科诊治、医案医话、推拿本草，俱涵盖之。

噫！璐既知此，能不胜其悦乎？汇集刻印医籍，自古有之，然孰与今世之盛且精也！自今而后，中国医家及患者，得览斯典，当于前人益敬而畏之矣。中华民族之屡经灾难而益蕃，乃至未来之永续，端赖之也，自今以往岂可不后出转精乎？典籍既蜂出矣，余则有望于来者。

谨序。

第九届、十届全国人大常委会副委员长

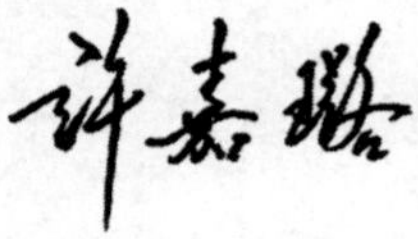

二〇一四年冬

王序

中医学是中华民族在长期生产生活实践中，在与疾病作斗争中逐步形成并不断丰富发展的医学科学，是中国古代科学的瑰宝，为中华民族的繁衍昌盛作出了巨大贡献，对世界文明进步产生了积极影响。时至今日，中医学作为我国医学的特色和重要医药卫生资源，与西医学相互补充、相互促进、协调发展，共同担负着维护和促进人民健康的任务，已成为我国医药卫生事业的重要特征和显著优势。

中医药古籍在存世的中华古籍中占有相当重要的比重，不仅是中医学术传承数千年最为重要的知识载体，也是中医为中华民族繁衍昌盛发挥重要作用的历史见证。中医药典籍不仅承载着中医的学术经验，而且蕴含着中华民族优秀的思想文化，凝聚着中华民族的聪明智慧，是祖先留给我们的宝贵物质财富和精神财富。加强对中医药古籍的保护与利用，既是中医学发展的需要，也是传承中华文化的迫切要求，更是历史赋予我们的责任。

2010年，国家中医药管理局启动了中医药古籍保护与利用能力建设项目。这既是传承中医药的重要工程，也是弘扬优秀民族文化的重要举措，不仅能够全面推进中医药的有效继承和创新发展，为维护人民健康做出贡献，也能够彰显中华民族的璀璨文化，为实现中华民族伟大复兴的中国梦作出贡献。

相信这项工作一定能造福当今，嘉惠后世，福泽绵长。

国家卫生和计划生育委员会副主任

国家中医药管理局局长

中华中医药学会会长

二〇一四年十二月

马序

新中国成立以来，党和国家高度重视中医药事业发展，重视古籍的保护、整理和研究工作。自 1958 年始，国务院先后成立了三届古籍整理出版规划小组，分别由齐燕铭、李一氓、匡亚明担任组长，主持制订了《整理和出版古籍十年规划（1962—1972）》《古籍整理出版规划（1982—1990）》《中国古籍整理出版十年规划和“八五”计划（1991—2000）》等，而第三次规划中医药古籍整理即纳入其中。1982 年 9 月，卫生部下发《1982—1990 年中医古籍整理出版规划》，1983 年 1 月，中医古籍整理出版办公室正式成立，保证了中医古籍整理出版规划的实施。2002 年 2 月，《国家古籍整理出版“十五”（2001—2005）重点规划》经新闻出版署和全国古籍整理出版规划领导小组批准，颁布实施。其后，又陆续制定了国家古籍整理出版“十一五”和“十二五”重点规划。国家财政多次立项支持中国中医科学院开展针对性中医药古籍抢救保护工作，文化部在中国中医科学院图书馆专门设立全国唯一的行业古籍保护中心，国家先后投入中医药古籍保护专项经费超过 3000 万元，影印抢救濒危珍、善、孤本中医古籍1640余种，开展了海外中医古籍目录调研和孤本回归工作。2010年，国家财政部、国家中医药管理局安排国家公共卫生专项资金，设立了“中医药古籍保护与利用能力建设项目”，这是继1982~1986年第一批、第二批重要中医药古籍整理之后的又一次大规模古籍整理工程，重点整理新中国成立后未曾出版的重要古籍，目标是形成并普及规范的通行本、传世本。

为保证项目的顺利实施，项目组特别成立了专家组，承担咨询和技术指导，以及古籍出版之前的审定工作。专家组中的许多成员虽逾古稀之年，但老骥伏枥，孜孜不倦，不仅对项目进行宏观指导和质量把关，更重要的是通过古籍整理，以老带新，言传身教，培养一批中医药古籍整理研究的后备人才，促进了中医药古籍保护和研究机构建设，全面提升了我国中医药古籍保护与利用能力。

作为项目组顾问之一，我深感中医药古籍保护、抢救与整理工作的重要性和紧迫性，也深知传承中医药古籍整理经验任重而道远。令人欣慰的是，在项目实施过程中，我看到了老中青三代的紧密衔接，看到了大家的坚持和努力，看到了年轻一代的成长。相信中医药古籍整理工作的将来会越来越好，中医药学的发展会越来越好。

欣喜之余，以是为序。

中国中医科学院研究员

马继兴

二〇一四年十二月

校注说明

《莲斋医意立斋案疏》，系清初叶崧手抄明代薛己医案并加评疏而成，具体成书年代不详。全书载薛己医案256则，案后有叶崧评疏，辨析病因病机，分析选方用药。

叶崧，字瞻嵩，清初嘉兴人，生卒及事迹不详，孟庆云先生考其曾于清康熙甲子年（1664）参订过萧埙所著的《女科经纶》。《莲斋医意立斋案疏》卷下题有“吴下叶崧著”。全书二卷，各案评疏均以“崧疏曰”起始，所叙医案与《内科摘要》大略相同。另有“补遗”，主要为薛己补注王纶《明医杂著》时所附的医案。薛己为明代医学名家，医案多有见识，叶崧评疏亦精辟中肯，多有独到见解，对研读薛己医案多有启迪。

本次整理以中国中医科学院图书馆所藏（黄竹斋先生捐）《莲斋医意立斋案疏》孤抄本为底本。因该书所录医案取自薛己《内科摘要》及《明医杂著》，故将此二书用为主要校勘依据。另有民国年间徐莲塘于书肆间得无名氏《薛案辨疏》，亦为二卷，与《莲斋医意立斋案疏》前二卷内容大致相同而次序有差，无“补遗”部分，由绍兴医药学报社1918年铅印发行，也用为校勘之资。

具体校注原则如下：

1. 繁体字竖排改为简体字横排，并加标点。

2. 异体字、俗字、古字径改，不出注。明显的写刻致误径改，不出注。

3. 通假字保留，首见出注。

4. 人名、官名及专业术语生僻者首见出注。典故酌注其出处。

5. 底本卷上、卷下及补遗各有目录，今合为总目，置正文前。底本正文标题与目录个别文字相异处酌情律齐。

6. 底本卷上“元气亏损内伤外感等症”诸案及“饮食劳倦亏损元气等症”前四案附有眉批若干，字体繁简互见，使用阿拉伯数字、现代标点，推测乃近时人所为，内容为摘录案中词语，今删。

7. 底本卷下原题有“吴下叶崧著”，今删。

目　录

补　遗

卷 上

元气亏损内伤外感等症

车驾①王用之，卒中昏愦，口眼㖞斜，痰气上涌，咽喉有声，六脉沉伏。此真气虚而风邪所乘，以三生饮一两，加人参一两，煎服，即苏。若遗尿手撒，口开鼾睡，为不治，用前药亦有得生者。夫前饮乃行经络、治寒痰之药，有斩关夺旗之功，每服必用人参两许，驾驱其邪而补助真气，否则不惟无益，适足以取败矣。观先哲用芪附、参附等汤，其义可见。

崧疏曰：人参三生饮，治脱症之方也，此案未见其脱，何以用之？必脉之沉伏而且无力者宜也，若沉伏而有力不可用也。然此病未至于脱而即用之者，是病未至而药先至，故曰煎服即苏。"即苏"云者，必定之词也。若至于遗尿等不治现症，即用之不过曰，亦有得生者。"亦有"云者，希望之词也，未可必矣。至若所云风邪所乘者，此案原无外感之症，而此饮亦非散表之方，何也？意盖谓人皆以此症为风。即使风也，亦真气虚而风邪所乘也，所用之药不用治风邪而专治寒痰，即用治寒痰而倍补真气。噫！于此见有无风邪、无寒痰者，三生饮又不可浪投也。故复以参附、芪附等载之于后，此正无风邪并无寒痰之方耳。

州判②蒋大用，形体魁伟，中满吐痰，劳则头晕，所服皆

---

① 车驾：明代兵部有车驾司，此指在车驾司任职者。
② 州判：知州的佐官。

清痰理气。余曰：中满者，脾气亏损也；痰盛者，脾气不能运也；头晕者，脾气不能升也；指麻者，脾气不能周也。遂以补中益气加茯苓、半夏以补脾土，用八味地黄以补土母而愈。后惑于《乾坤生意方》[①] 云凡人手指麻软，三年后有中风之疾，可服搜风、天麻二丸以预防之，乃朝饵暮服，以致大便不禁，饮食不进而殁。愚谓预防之理，当养气血，节饮食，戒七情，远帏幕可也。若服前丸以预防，适所以招风取中也。

崧疏曰：形体魁伟者，其中多虚，不任于劳者，其气多弱，何以复进清痰理气以重伤之乎？夫中满吐痰头晕诸症，未始不可治以清痰理气也，而独不问劳则云云乎？盖劳则伤脾，亦复伤肾，此补中、八味并用也。至于八味之用，虽有虚则补母之法，然亦有可用、不可用之分，土虚而水中无火者可用，土虚而水中有火者不可用也。此案虽不见有无火症，而或有无火脉为可据乎。若然，则痰盛者，是为水泛之痰，头晕者，是为无根之火也。若夫手指麻软之当预防中风者，盖风淫末疾之意，独不知手指属于脾而麻软属于气虚不能充斥乎？搜风、天麻，亦为北方风气刚劲者设耳，大江以南，非所宜也。但能使中土元气日生，不必防风，而风自无从中矣。

一男子，卒中，口眼㖞斜，不能言语，遇风寒四肢拘急，脉浮而紧。此手足阳明经虚，风寒所乘。用秦艽升麻汤治之，稍愈，乃以补中益气汤加山栀而痊。若舌瘖不能言，足痿不能行，属肾气虚弱，名曰痱症，宜用地黄饮子治之。然此症皆由

---

① 乾坤生意方：即《乾坤生意》，综合性医书，二卷，明代朱权撰，述用药大略、运气、治法等。

将息失宜，肾水不足，而心火暴盛，痰滞于胸也。轻者自苏，重者或死。

崧疏曰：口眼㖞斜，非即前王用之之症乎？不能言语，非即后舌瘖不能言之症乎？而治法天渊，何以言之？要之察病之机固在脉，又在于兼见之症。所云浮而紧者，非风寒之脉乎？遇风寒四肢拘急者，非风寒之症乎？故先之以秦艽升麻汤，发散之剂也，而后知前之口眼㖞斜之属真气虚者，在昏愦而脉沉伏也，后之舌瘖不能言之属肾气虚弱者，在足痿不能行也。而后知前之所云风邪者，假设之词也。后之所云痱症者，推类之文也，亦复何疑哉？然而以此脉症而论，是属足太阳也，不知口眼㖞斜已属之手足阳明矣。且遇风寒不曰拘急，而曰四肢拘急，四肢岂非脾主之乎？四肢拘急，岂非脾气虚为之乎？以是知此症之风寒原乘经虚而入，故即继以补中益气，盖经虚及脏腑之虚，补脏腑即所以补经也。

一男子，体肥善饮，舌本硬强，语言不清，口眼㖞斜，痰气涌盛，肢体不遂。余以为脾虚湿热，用六君加煨葛根、山栀、神曲而痊。

崧疏曰：此案惟体肥善饮四字，遂断以脾虚湿热治之，所用之药，初无一味及于舌本硬强等诸症，而诸症自愈，故知治病必求其本，为千古妙法。夫酒属湿热之物，而湿热每积于脾。脾与胃为脏腑，积于脾必及于胃，胃属阳明，阳明经交唇口左右，故亦有口眼㖞斜之症，而其本则在于湿热不在于风，在于胃不在于经，在于脾不在于胃，一以贯之，则在于脾经湿热也。而湿热之气非虚不积，故直曰脾虚湿热，此六君子之所以为主也乎。

吾师佥宪①高如斋，自大同回，谓余曰：吾成风病矣，两腿逸则痿软而无力，劳则作痛如针刺，脉洪数而有力。余告之曰：此肝肾阴虚火盛而致，痿软无力，真病之形，作痛如锥，邪火之象也。用壮水益肾之剂而愈。

崧疏曰：自腰以下皆属于阴，而此病只在两腿，故知其属于肝肾也。然其机在劳逸之分，盖逸则火静，故但见阴虚证，劳则火动，故又见火盛症，合而言之，阴虚火盛也明矣。至于脉之洪数有力，知其火非虚火，故曰火盛，又曰邪火。观其用药，则曰壮水益肾，盖壮水即是益肾，而又曰益肾者必有去火之品，如所谓滋肾之知柏同用者也。

大尹②刘孟春，素有痰，两臂作麻，两目流泪。服祛风化痰药，痰愈甚，臂反痛，不能伸，手指俱挛。余曰：麻属气虚，因前药而复伤肝，火盛而筋挛耳。况风自火出，当补脾肺，滋肾水，则风自息，热自退，痰自清。遂用六味地黄丸、补中益气汤，不三月而痊。

崧疏曰：臂麻目泪，未始不是风痰所为，独服祛风化痰而病反剧，故知其为虚耳。夫祛风化痰大能伤精津血液，伤则火独盛而成燥矣，火则痰自易生，燥则筋脉枯劲，有不至痰愈盛而臂痛不伸、手指俱挛者乎？无论此症之非风，即谓之风，亦属肝木自动之风。然风不生于滋润之木，而生于枯槁之木，盖木枯槁而后有火，由是火盛而后生风，故曰风自火出，则当制之以水，是六味地黄丸所以先于补中益气汤也。先后之间，岂

① 佥宪：对佥都御史（明代都察院设佥都御使，位在都御使、副都御史之下）的敬称。

② 大尹：明代对知府之称。

无缓急之法乎。

一儒者，素勤苦，恶风寒，鼻流清涕，寒禁[①]嚏喷。余曰：此脾肺气虚，不能实腠理。彼不信，服祛风之药，肢体麻倦，痰涎自出，殊类中风。余曰：此因风剂耗散元气，阴火乘其土位。遂以补中益气加麦冬、五味治之而愈。

崧疏曰：恶风寒等症，是肺经偶被风寒所感之症尔，何论乎脾肺气虚耶？即云素勤苦者气恒虚。然有邪治邪，祛风之药亦何至于肢体麻倦而痰涎自出耶？噫！我知之矣，所云素者，不特素勤苦也，素恶风寒也，素鼻流清涕也，素寒禁嚏喷也，不然何以即断其脾肺气虚也？及服祛风之药而变现诸症，亦仍是脾肺气虚之剧症。故虽有阴火乘其土位之说，而用药原从脾肺气虚立方耳。五味之加，实为关键，既可以收耗散之元气，复可以降乘土之阴火，岂得以恶风寒为外感之邪，而以酸敛二字妄议之乎？

外舅[②]，年六十余，素善饮，两臂作痛。恪服祛风治痿之药，更加麻木发热，体软痰涌，腿膝拘痛，口噤语涩，头目晕重，口角流涎，身如虫行，搔起白屑，始信。谓余曰：何也？余曰：臂麻体软，脾无用也；痰涎自出，脾不能摄也；口斜语涩，脾气伤也；头目晕重，脾气不能升也；痒起白屑，脾气不能营也。遂用补中益气加神曲、半夏、茯苓三十余剂，诸症悉退，又用参术煎膏治之而愈。

---

① 寒禁：寒噤。

② 外舅：古时对妻子的父亲之称。《尔雅·释亲》：“妻之父为外舅。”

崧疏曰：此症之属脾虚固矣，然未尝不兼有湿热，盖以素善饮故也。先生虽不明言，而所加神曲、半夏、茯苓者，非此意乎？虽或因痰涎自出而设，然未始非借此通彼之法。但历指诸症，似皆属于肝肾阴虚。如臂麻体软，似脾肾阴亏也；痰涎自出，似肾虚水泛为痰也；口斜语涩，似少阴之络脉系于舌也；头目晕重，似诸风掉眩皆属于木也；痒起白屑，似诸痛痒疮皆属于火也。而况更有发热与腿膝拘痛之症，其属肝脾肾三阴虚也无疑，则四物六味之用是矣。然服祛风治痿之药，而且曰恪服者，其脾气有不日削月割乎？此先生察病之妙，所以过出其常流也。

秀才刘允功，形体魁伟，不慎酒色，因劳怒头晕仆地，痰涎上涌，手足麻痹，口干引饮，六脉洪数而虚。余以为肾经亏损，亏损则不能纳气归源而头晕，不能摄水归源而为痰，阳气虚热而麻痹，虚火上炎而作渴。用补中益气合六味丸料治之而愈。其后或劳役或入房，其病即作，用前药随愈。

崧疏曰：此案之属肾经亏损云云者，举皆知之矣。独用六味丸是矣，而何合用补中益气耶？盖不能纳气归源，宜降以补阴也；不能摄水归源，宜降以补阴也；阳气虚热，宜降以补阴也；虚火上炎，宜降以补阴也。种种而论，岂非宜降不宜升，宜补阴不宜补气乎？要知病因于劳怒，则劳者脾必受伤，怒则木必克土，而况手足麻痹，毕竟属脾气亏损者为多。若只补肾而遗其脾，则脾气因补肾而趋于下陷，宁无变乎？然既不可独降补其阴，而何可独升补其气？故用补中益气合六味同进，则升降相辅，阴阳相依。此用药之极于微妙，在今人反以为杂乱无章法也。噫！悲夫！

宪幕①顾斐斋，饮食起居失宜，左半身并手不遂，汗出神昏，痰涎上涌。王竹西用参芪大补之剂，汗止而神思渐清，颇能步履。后不守禁，左腿自膝至足肿胀甚大，重坠如石，痛不能忍，其痰甚多，肝脾肾脉洪大而数，重按则软涩。余朝用补中益气汤加黄柏、知母、麦冬、五味，煎送地黄丸，晚用地黄丸料加黄柏、知母数剂，诸症悉退。但自弛禁，不能全愈耳。

崧疏曰：夫足胫肿胀重坠者，因于脾气下陷者有之，因于湿痰下流者有之，因于湿热下陷者有之。此案以肝脾肾脉洪大而数，热也，重按软涩，湿也，其为湿热下陷于三阴经分明矣。又曰痛不能忍，则不特为湿热，而且为湿火矣，湿火宜利小便而清之。然因初症之饮食起居失宜，用参芪大补之剂未远也。则脾气固已素虚，湿火下陷，而脾气亦下陷，故用补中益气加黄柏、知母等，一升一降，一补一清，则脾气自完，而湿火自消矣。至于晚服六味丸加黄柏、知母者，盖以湿火在阴分，而阴自原虚，故又从补阴中以清之，亦法之正也。而嶟璜有云：湿火下陷，宜升不宜降。六味之用，降而不升矣，反使补中益气力逊。故虽曰自弛禁，然不能全愈者，未始不在此乎。此说甚善，予更虑世俗每以一腿一足肿痛者，必谓非经络筋骨之病，即瘀滞肿毒之病，往往委外科主治，孰知其有大谬不然者乎。

庠生②陈时用，素勤苦，因劳怒口斜痰盛，脉滑数而虚。此劳伤中气，怒动肝火。用补中益气加山栀、茯苓、半夏、桔梗，数剂而愈。

---

① 宪幕：明代指知府以上官员的幕僚。

② 庠生：明代对府、州、县学生员之称。庠，学校。

崧疏曰：此案云素勤苦，中气必虚，因劳怒，中气必亏，口斜为阳明之脉络同虚，痰盛为胃经之化原不运，此补中益气之所以必用也，而况脉之虚者乎？加味之法，嶟璜有云：脉见滑数而虚，惟虚也故用补中，滑为挟痰，故加半夏，数为火盛，故加山栀，又以桔梗开之，则痰自豁而火自下行矣。若庸工遇此，必主于祛风化痰，谬岂在于毫厘乎，然升补于痰盛之中，非具只眼者不能，要知属脾虚之痰，斯敢用耳。

锦衣[1]杨永兴，形体丰厚，筋骨软痛，痰盛作渴，喜饮冷水。或用愈风汤、天麻丸等药，痰热益甚，服牛黄清心丸，更加肢体麻痹。余以为脾肾俱虚，用补中益气汤、加减八味丸，三月余而痊。已后连生七子，寿逾七旬。《外科精要》[2]云：凡人久服加减八味丸，必肥健而多子。信哉。

崧疏曰：夫喜饮冷水者，阳明胃经实热症也。若果实热，则筋骨软痛者，当是阳明主筋骨，因实热在阳明，不能束骨而利机关故也。痰盛口渴者，当是阳明主津液，因实热在阳明，不生津液而多凝结故也。若然，亦宜用清阳明实热之药，而何愈风、天麻、牛黄清心之类是用哉？用之而痰热益甚，风能耗血，并耗其肾也，肢体麻痹，寒能损胃，并损其脾也。无论非阳明之实热，即果是也，而耗损之下能不脾肾两虚乎？由此而论，即前之喜饮冷水，原属脾肾两虚症，脾虚则津液不生，肾虚则虚火上炎，故口为之渴而喜饮冷水耳。要之喜饮者，徒喜饮耳，究未尝饮也。试使饮之，必到口而不欲饮也，必入腹而

① 锦衣：锦衣卫，全称为“锦衣亲军都指挥使司”，明代军事特务机构。

② 外科精要：外科专著，宋代陈自明撰，三卷。

反不安也，不然曷不云渴饮冷水乎？况乎决无可用肉桂者之能饮冷水也。至于所云久服加减八味丸，必肥健而多子者，若以其肾火素虚者言也，若肾火旺者，未可以为信也。

先母，七十有五，遍身作痛，筋骨尤甚，不能屈伸，口干目赤，头晕痰壅，胸膈不利，小便短赤，夜间殊甚，遍身作痒如虫行。用六味地黄丸料加山栀、柴胡治之，诸症悉愈。

崧疏曰：此案以用药而论，知为肾水不足而肝火有余也。以现症而论，又属肝血枯槁而肝火郁遏也。若然，当用加味逍遥散，而何以即用六味地黄饮乎？曰：是有说焉。夫年登七十有五，其肾阴之虚也可知。无论有余之肝火不可徒清，即郁遏之肝火亦不可徒散，是以不从加味逍遥散而从六味地黄也。然予又进而论之，前症之属于肝血枯槁而肝火郁遏也固然，即属于肾水不足而肝火有余也亦然，是必有脉症可辨。若郁遏之火，脉必左手细涩而沉数，症必身发寒热而口呕酸苦，若有余之火，脉必左手弦劲而洪数。今虽不言脉之何如，而曾无发寒热、呕酸苦之症，自是肾水不足而肝火有余也明矣，故当以六味补肾水，柴栀清肝火。然亦有肾水不足而肝火郁遏者，此方亦未尝不可用，是亦逍遥、六味同服、间服之意也。

男子时疮[1]愈后，遍身作痛。服愈风丹，半身不遂，痰涎上涌，夜间痛甚。余作风客淫气治，以地黄丸而愈。

崧疏曰：疮之为患，一主于湿热，一主于燥火。湿热必致于脾胃气虚，燥火必致于肝脾血少，久而不愈，必伤其肾。故

---

① 时疮：杨梅疮，即梅毒的皮肤病变。

昔人谓疮为肾疳，而以全料六味丸治之，此良法也。此案云时疮愈后，遍身作痛者，虽或未至于肾伤，亦已属之肝脾血少矣，而何以服愈风丹之温燥发散者耶？温燥则助火，发散则耗血，故复为之半身不遂，痰涎上涌，究竟遍身之痛不除，而反夜间痛甚。此时探本求原，即养血清火，亦不济事，宁不当独壮肾水乎？总亦不脱疮为肾疳之意也。若夫风客淫气云者，即肾水虚不能生肝木，肝木虚而风自生也，因非脏腑所本有，故曰客，已为气血所受伤，故曰淫，初不可作六淫外客解也。

一老人，两臂不遂，语言蹇涩。服祛风之药，筋挛骨痛，此风药亏损肝血，益增其病也。余用八珍汤补其气血，用地黄丸补其肾水，佐以愈风丹而愈。

崧疏曰：此案原属筋脉阻滞之症，愈风丹以血药为主，风药为臣，流行之药为佐，温经之药为使，凡筋脉有阻滞者，此方适当其可，原不可废。奈何独服祛风之药，致筋挛骨痛。筋挛骨痛仍是筋脉阻滞之剧症，因风药能亏损肝血则火燥独炽之故，斯不得不以四物补肝血为主。而燥必伤肺金之气，故合之以四君。筋虽属肝，骨则属肾，故又兼之以六味。是虽独曰亏损肝血，而用药不独在乎肝血也。然而筋脉之阻滞，仍然如故，故以愈风丹佐之。佐之耳，非独任之也。若前杨永兴及一男子用此丹而病反增者，因二者直三阴本虚，非筋脉阻滞之故，况乎独任之而然，岂愈风丹之罪哉？

一妇人，因怒吐痰，胸满作痛。服四物、二陈、芩、连、枳壳之类，不应。更加祛风之剂，半身不遂，筋渐挛缩，四肢痿软，日晡益甚，内热口干，形体倦怠。余以为郁怒伤肝脾，

气血复损而然。遂用逍遥散、补中益气汤、六味地黄丸调治，喜其谨疾，年余悉愈，形体康健。

崧疏曰：妇人之怒多郁，郁必伤肝，肝伤则必下克于脾，同为郁怒所伤者，往往而是。此案因怒而致吐痰，脾伤于郁之验；胸膈作痛，肝伤于郁之验。四物等汤之不应者，无升散郁怒之品故也。奈何更加祛风，何风可祛？适以增病，病增则不特伤其肝脾，抑且损其气血。试观筋渐挛缩，日晡益甚，内热口干等症，非损其肝之血乎？半身不遂，四肢痿软，形体倦怠等症，非损其脾之气乎？逍遥入肝，补中入脾，皆所以升散其郁气，而各补其气血也。然必以逍遥为先者，病始于肝也；补中为继者，遗累于脾也；终以六味者，肝肾为子母也。脾肾为化源，既升之后，自宜降也。

一妇人，脾胃虚弱，饮食素少，忽痰涌气喘，头摇目札①，手扬足掷，难以候脉，视其面色，黄中见青。此肝木乘脾土，用六君加柴胡、升麻治之而苏，更以补中益气加半夏调理而痊。

崧疏曰：此案何以见脾胃虚弱耶？曰以饮食素少知之。忽患痰涌气喘等症，而有黄中见青之色，虽云肝木乘脾土，究亦皆脾胃之元气虚极，而自见胜己之象。初无木旺之症，故不见有因怒、郁怒之文，而第云忽也，是以只用培补脾胃之方，而不用抑肝之品。然必先之以六君加升柴者，以归芪有碍于痰涌故耳。继用补中益气者，以补气之后又当和血。而仍加半夏者，尚不忘于痰涌，抑且能醒脾开胃云。甚矣，此症之不误于治痰、治风者寡矣。

---

① 目札（zhá 眨）：胞睑频频眨动而不能自主。

一妇人，怀抱郁结，筋挛骨痛，喉间似有一核。服乌药顺气散等药，口眼歪斜，臂难伸举，痰涎愈甚，内热晡热，食少体倦。余以为郁火伤脾，血燥生风所致，用加味归脾汤二十余剂，形体渐健，饮食渐加。又服加味逍遥散十余剂，痰热少退，喉核少利。更用升阳益胃汤数剂，诸症渐愈。但臂不能伸，此肝经血少，用地黄丸而愈。

崧疏曰：此案之变症虽多，总不越怀抱郁结，而致三阴亏损之故。用药之错综不一，总不越先补后散，而复既升且降之意。然其症变处，须寻其源，用药处方须得其法。夫人怀抱郁结，则肝脾之血必虚，而肝脾之火必郁。血虚，故为之筋挛骨痛；火郁，故为之喉间有核。此时轻则加味逍遥，重则加味归脾，而后继以六味收功足矣。奈何以乌药顺气散进之？致肝脾之血益虚而成燥，燥归阳明而生风，斯口眼歪斜等症所由来也。且不特血燥，更见气虚，故致食少体倦，此所以不先逍遥而必归脾也。然归脾之功，长于补气血，而短于散郁火，故但能使形体渐健，饮食渐加而已。而肝脾之郁火未散，故继以加味逍遥，使痰热少退，喉核少利，岂非郁火少散乎？然筋挛骨痛，以及口眼歪斜，臂难伸举等症，又属阳明之气不能充斥之故，故更用升阳益胃汤，而诸症得以渐愈。然亦以郁结之深者，适合其宜也。但臂不能伸，即筋挛也，筋属肝，肝虚则补肾，地黄丸是所必需，况升散之后，又当以滋降为继者乎？

一产妇，筋挛臂软，肌肉掣动。此气血俱虚而有热，用十全大补汤而痊。其后因怒而复作，用加味逍遥散而愈。

崧疏曰：此案似属风症，然以产妇得此，岂非气血两虚乎？气属脾，脾主肌肉，脾气虚，故肌肉掣动。血属肝，肝主筋脉，肝血虚，故筋挛臂软。十全大补汤之宜用矣，独不宜于有热之症。然以产妇而有热，大抵皆虚热也，虚热宜甘温以除之，况病在筋臂肌肉之间，非藉肉桂、黄芪之温以充斥之，不能愈也。然此妇必素有肝火之症，故其后因怒复作，症虽同，而用药与前有天渊之异。然肝火何为亦有是症？盖肝有火，或乘脾，或陷于脾，势所必然，则脾亦有火，而挛软掣动皆火之象，亦皆血虚之象，故以加味逍遥养血清火治之而愈。甚矣，以此而推，则知病症同而病情不同，故用药自当不同。切勿以病症之同，强谓病情亦同，而用药必强使与之同也。

一产妇，两手麻木。服愈风丹、天麻丸，遍身皆麻，神思倦怠，晡热作渴，自汗盗汗。此气血俱虚，用十全大补加炮姜数剂，诸症悉退。却去炮姜，又数剂而愈。但有内热，用加味逍遥散数剂而痊。

崧疏曰：此案属气血两虚是矣，然症现晡热作渴，自汗盗汗等，似与姜、桂不宜，究竟诸症悉退，独有内热未除，仍用加味逍遥之凉散而痊。则初服或可不用姜、桂乎？虽然以遍身麻木，神思倦怠，其元气之虚甚矣，非藉姜、桂之充斥，不能及遍身，非得姜、桂之鼓舞，不能壮神思，此权也。而晡热作渴，自汗、盗汗亦与之俱退者，气血之本旺故耳。及至内热不除，即转而用凉散以愈。岂如世俗之温凉乱投、补散不一之妄为讥诮哉？

一男子，善饮，舌本强硬，语言不清。余曰：此脾虚湿热，当用补中益气加神曲、麦芽、干葛、泽泻治之。

崧疏曰：以善饮而知其为湿热。湿热宜清利之，而何以用升补之剂主之乎？以舌本强硬，语言不清故也。夫脾之大络，统于舌本，因脾虚而湿热袭之，故现于舌本耳。若然，则直谓之脾虚湿热，故用升补而兼清利之剂。至于语言不清，是因舌本强硬，升补其脾虚，清利其湿热，则舌本自正，而语言自清，可谓得治本之法者矣。若以现症用药，而以《局方》之转舌膏、清音膏之类治之则误矣。嶟璜云湿热之脉，右关必软缓或数，大便必不实，下黄糜或水是也。

一妇人，善怒，舌本强，手臂麻。余曰：舌本属土，被木克制故耳，当用六君加柴、芍治之。

崧疏曰：舌本强，手臂麻，皆脾气虚之故。其所以虚之故，则因乎善怒，动其肝气以克制之耳，故以六君补土，加柴、芍以平木也。此案与前案皆患舌本强，一云湿热，一云木克，皆无脉症可据，惟以善怒善饮上看来，故治病须得其机也。嶟璜云木克之脉，脾经必弦而兼劲，胃气渐少是也。

一男子，舌下牵强，手大指次指不仁，或大便秘结，或皮肤赤晕。余曰：大肠之脉散舌下，此大肠血虚风热，当用逍遥散加槐角、秦艽治之。

崧疏曰：舌下与舌本不同，牵强与强硬不同。舌下既为大肠之脉所散，而大指次指又为大肠之脉所起，故此症属在大肠经也无疑。由是而大便秘结，皮肤赤晕，其为大肠之风热也亦无疑。若牵强即筋脉吊引之意，不仁即肌肉麻痹之意，故断之以大肠血虚风热也又无疑。独是逍遥散本入肝经，何以用之？然未尝非治血虚风热之剂，况加以槐角、秦艽直入大肠者乎？所谓右之左之，无不宜之①，顾用之何如耳。

一男子，足痿软，日晡热。余曰：此足三阴虚，当用六味、滋肾二丸补之。

崧疏曰：足痿软者，多湿热淫于下；日晡热者，多肾水亏于内。故用六味直补其肾水，滋肾以去其湿热，诚对症之方也。然知柏固能去湿热，而肉桂宁不反助湿热乎？不知湿热当以气化而出，肉桂之温行，是能气化者也，不然则寒滞而不能去。此法也机也，古人立方之妙旨也。但此二方合用，当必察其果系足三阴虚，而无脾肺气虚下陷者宜之。噂璜云若果系阴虚湿热，两尺脉必沉数阔大者是也。

一妇人，腿足无力，劳则倦怠。余曰：四肢者土也，此属脾虚，当用补中益气及还少丹主之。俱不从余言，各执搜风、天麻二丸、愈风丹而殒。

崧疏曰：腿足无力，与前案足痿软不甚相远，何以前用六味之降，滋肾之寒治之，此用补中之升，还少之热治之？一何升降寒热之不同如是乎？予察其所以不同处，在日晡热与劳则倦怠二句，盖晡热多属水虚，而倦怠多属土虚也。土虚则陷，故当用升补；土虚补火，故当用温热。此法之一定者也。噂璜云若果系土虚火衰，两关脉必纯弦无胃，或微弱无神者也。至于俱不从者，总前五案而言也。

---

① 右之左之无不宜之：典出《诗经·小雅·裳裳者华》，喻有才能者无所不宜。

饮食劳倦亏损元气等症

进士王汝和，因劳役失于调养，忽然昏愦。此元气虚火妄动，挟痰而作。急令灌童便，神思渐爽，更用参、芪各五钱，芎、归各三钱，元参、柴胡、山栀、炙草各一钱，服之稍定。察其形倦甚，又以十全大补汤加五味、麦冬治之而安。凡人元气素弱，或因起居失宜，或因饮食劳倦，或因用心太过，致遗精白浊，自汗盗汗；或内热晡热，潮热发热；或口干作渴，喉痛舌裂；或胸乳膨胀，胁肋作痛；或头颈时痛，眩晕目花；或心神不宁，寤而不寐；或小便赤涩，茎中作痛；或便溺余滴，脐腹阴冷；或形容不充，肢体畏寒；或鼻息气急促；或更有一切热症，皆是无根虚火。但服前汤，固其根本，诸症自息，若攻其风热则误矣。

崧疏曰：此因劳役，失于调养，则脾胃之气血皆虚，因而木挟邪火乘之。火性上冒，势必挟痰，虚则无主，故一时昏愦。急令灌童便者，所以先清其昏愦之火也。俟火稍下，即用参、芪以补气，气以肺为主，故用黄芪而不用白术；芎、归以补血，血以肝为主，故用川芎而不用地黄。且白术、地黄之性闭滞，非气血错乱时所宜用也。气血既补，而肝木之邪火正炽，于肺金不得不清，故加柴胡、山栀入肝清火，元参、甘草入肺清火。及火既清，而形倦甚，则惟气血两虚而已，故复用十全以温补之。欲补气血，非温不能鼓舞充斥，是此方之肉桂与前方之山栀、元参不为相反也。然犹虑余火未尽敛而肺金无护，故复加麦冬、五味，此为治气血两虚而邪火上冒之程法也。今之忽然昏愦者，大都皆属虚而火冒，世俗每称中风、中痰，而用开关、下痰之品误矣。至于凡后诸症，皆因于元气虚而致者，方可但服前汤。不然，因于他故者正多也。

光禄[1]高署丞，脾胃素虚，因饮食劳倦，腹痛胸满。误用大黄等药下之，谵语烦躁，头痛喘汗，吐泻频频，时或昏愦，脉大而无伦次。用六君子加炮姜，四剂而安。但倦怠少食，口干发热，六脉浮数，欲用泻火之药。余曰：不时发热，是无火也；脉浮大，是血虚也；脉虚浮，是气虚也。此因胃虚，五脏亏损，虚症发见，服补胃之剂，诸症悉退。

崧疏曰：此案与前案同是饮食劳倦，同是昏愦，然前以童便之凉及元参、山栀、柴胡治之得愈，此以炮姜之温而得痊。且前以气血两补治之得愈，此以独补其气而得痊，何也？盖前不言大便泻利，而此有吐泻频频，则前之昏愦，为虚而有火，此之昏愦，为虚而无火。而且脾胃之气，因吐泻而独虚且脱矣，何敢复用凉药，并不敢同用血药也。独是遇此谵语、烦躁、喘汗、昏愦、脉大无伦次之症，而敢用炮姜、半夏燥热之品，必有定见，是在用大黄等药下后所致之故，不特吐泻频频已也。至于不时发热为无火，当分气虚、血虚、阴虚、阳虚之别。气虚者，当用六君加炮姜，虚在胃也；血虚者，当用四物加姜、桂，如产后之生化汤，虚在肝也；阴虚者，当用七味汤；阳虚者，当用八味汤。

大尹徐克明，因饮食失宜，日晡发热，口干体倦，小便赤涩，两腿酸痛。余用补中益气汤治之。彼知医，自用四物、黄柏、知母之剂，反头眩目赤，耳鸣唇燥，寒热痰涌，大便热痛，

① 光禄：光禄寺，为明代掌管朝廷祭享、筵席及宫中膳馐的机构。

小便赤涩。又用四物、芩、连、枳实之类，胸膈痞满，饮食少思，汗出如水。再用二陈、芩、连、黄柏、知母、麦冬、五味，言语谵妄，两手举拂，屡治反甚。复求治。用参、芪各五钱，归、术各三钱，远志、茯神、酸枣仁、炙草各一钱，服之熟睡良久，四剂稍安，又用八珍汤调补而愈。夫阴虚乃脾虚也，脾为至阴，因脾虚而致前症。盖脾禀于胃，故用甘温之剂以生发胃中元气，而除大热。胡乃反用苦寒，复伤脾血耶？若前症果属肾经阴虚，亦因肾经阳虚不能生阴耳。经云：无阳则阴无以生，无阴则阳无以化。又云：虚则补其母。当用补中益气、六味地黄以补其母，尤不宜用苦寒之药。世以脾虚误为肾虚，辄用黄柏、知母之类，反伤胃中生气，害人多矣。大凡足三阴虚，多因饮食劳役，以致肾不能生肝，肝不能生火而害脾土，不能滋化。但补脾土，则金旺水生，木得平而自相生矣。

崧疏曰：此案骤遇之，未始非血虚火盛，湿热下流之症，而宜乎四物黄柏为治法之正。而先生即主补中益气者，岂以饮食失宜而晡热体倦互见耶？抑别有色脉可见耶？至于屡服养血清火之剂而病益增，欲清而反热，欲宽而反塞，而后见先生之见明矣。及至变现诸症，不特脾气虚，而脾阴亦虚。脾阴虚者，不可升提，故从归脾汤，而培其补气之品。稍安之后，复气血两补之。总之皆归重于脾，而不以阴虚责之肝肾者，此先生千古独见也。夫阴虚为脾虚，而脾复禀于胃，故当甘温之剂。此是创论，裨益无穷。要之阴虚不必皆属色劳伤肾，其实因饮食劳役所致者多。饮食劳役实伤脾胃，而脾胃为后天生化之原，人所藉以生者。盖惟饮食日进，生此气血。一日不再食则饥，三日不接食则馁，七日不进食则死，非细故也。今之患阴虚者，每多食少体倦，而医者用药，不特寒凉有损胃气，即四物、六味亦泥滞有碍于中宫，则食更少而体更倦矣。食且不进，安望其病之愈乎？此归脾汤补脾之法，为治阴虚症之第一义也。况脾实称太阴，又称至阴，岂非阴虚者之所当重哉？若果属肾经阴虚，六味丸原不可废。然且曰：亦因肾经阳虚不能生阴，当与补中益气并进，是固阳生阴化之妙旨也。

一男子，每遇劳役，食少胸痞，发热头痛，吐痰作渴，脉浮大。余曰：此脾胃血虚病也，脾属土，为至阴而生血，故曰阴虚。彼不信，服二陈、黄连、枳实、厚朴之类，诸症益甚。又服四物、黄柏、知母、麦冬，更腹痛作呕，脉洪数而无伦次。余先用六君加炮姜，痛呕渐愈，又用补中益气而痊。

崧疏曰：此案以脾胃血虚而论，亦当用归脾汤治之。然后因用寒凉损胃，而致腹痛作呕，脉虽洪数无伦，实为寒凉之所鼓激。与前高光禄误服大黄以致吐泻频频、脉大无伦，同是寒凉损胃，寒凉鼓激，故同用六君加炮姜治之也。盖斯时以救胃为主，胃为生气之原，为寒凉所困，非半夏不能醒之，为寒凉所凝，非炮姜不能温之。此原救急之方，非常服之药也，故即继以补中益气以升补脾胃之元气，而血自生矣。常见元气虚极而脉反见洪数，一投补剂其脉顿敛如丝，此火与元气不两立之脉。投补之后而脉敛如丝者，正元气已复之验，非脱也，盖未有投补而脉反脱之理。若误用攻伐而变为如丝者，是为脱矣。更有气虚之症，脉见洪数，投以补剂而洪数更甚者，此为壮火食气，是元气未大虚而邪火正盛之故，权以滋阴之品清补之。故秘法云：极大之脉，医而使之小，极细之脉，医而使之大，此为退病之征验也。

秀才刘贯卿，劳役失宜，饮食失节，肢体倦怠，发热作渴，头痛恶寒。误用人参败毒散，痰喘昏愦，扬手掷足，胸间发瘢，如蚊所咬。余用补中益气加姜、桂、麦冬、五味补之而愈。

崧疏曰：此案因误服发散之药，以致痰喘昏愦，扬手掷足，其精神气血涣散无余。斯时宜大补气血加以收敛精神为是，奈何又用升、柴升散之物。大都斯症初起，发热、头痛、恶寒，原有外感，但内伤重而外感轻耳，及至服败毒之后，不言汗出亡阳，则其外感之微邪尚未清也，所以不忌升、柴，而复加姜、桂以温之，麦、味以敛之，虽升散亦不害矣。独是痰喘昏愦时，其虚气、虚火已冒昧于上，复加姜、桂之热于升补之中，未免难用。然胸前发瘢如蚊咬，已验其胃气之寒，不得不用，且加麦、味以清敛之，兼收其涣散，此驾御之法也。巘璜云：据痰喘昏愦，理宜八味，然扬手掷足，则神气已散，非参、芪不愈，若进八味，则元气更陷而欲脱矣。

黄武选①，饮食劳倦，发热恶寒，或用解表之药益甚，再剂昏愦，胸发黑瘢，脉洪数而无力。余欲用补中益气之剂，不从而殁。

崧疏曰：此案与前案相同，但瘢色则彼红此黑耳。若以黑瘢为积热，则红瘢未可言寒，盖黑即红之极致耳；若以红斑为虚寒，则黑瘢未可言热，盖黑即寒之剧耳。况脉之洪数无力，可知其内之虚寒而无积热矣。欲治之法，即以前方加附子何如？

一儒者，素勤苦，因饮食失节，大便下血，或赤或黯，半

① 武选：明代兵部设有武选清吏司。

载之后，非便血则盗汗，非恶寒则发热，血汗二药，用之无效。六脉浮大，心脾则涩，此思伤心脾，不能摄血归源。然血即汗，汗即血，其色赤黯，便血盗汗，皆火之升降微甚耳。恶寒发热，气血俱虚也。乃午前用补中益气以补脾肺之源，举下陷之气；午后用归脾加麦冬、五味以补心脾之血，收耗散之液，不两月而诸症悉愈。

崧疏曰：此案既曰儒者，且曰素勤苦，又曰因饮食失节，则其心脾之虚可知。心主血，脾统血，虚则血不能固，因而大便下血，此宜直补心脾兼提下陷无疑也，而况脉之心脾则涩者乎。其中变现诸症皆属于虚，故凡病症之变现百出者皆虚，无主持之故，一从于补而已，无论其似寒、似热、似虚、似实也。

马生者，发热烦渴，时或头痛。服发散药，反加喘急，腹痛，其汗如水，昼夜谵语。余意此劳伤元气，误汗所致，其腹必喜手按，询之果然。遂与十全大补加附子一钱，服之熟睡，唤而不醒，举家惊惶，及觉，诸症顿退，再剂而痊。凡人饮食劳役、起居失宜见一切火症，悉属内真寒而外假热，故肚腹喜暖，口畏冷物，此乃形气、病气俱属不足，法当纯补元气为善。

崧疏曰：此案与前刘秀才、黄武选同具发热之症，误服发散之药，而前用补中益气，此用十全大补者何也？盖前案无汗，此案有汗故也。又与前徐大尹同具汗出如水、言语谵妄之症，而前用归脾去木香、龙眼，此用十全大补加附子者何也？盖前是内虚热，而此是内虚寒故也。何以知之？以前则曰小便赤涩，大便热痛，目赤唇燥，此则曰腹痛喜手按知之。或曰先生明言，凡人饮食劳役、起居失宜见一切火症，悉属内真寒而外假热，则前症之诸热似亦内真寒也，何忌乎附子耶？曰：子独不观下文即接云肚腹喜暖、口畏冷物二句乎？要之外现诸热症而必内现喜暖畏冷，然后断其内真寒也。不然虚则同为虚矣，而内之寒热不可不辨，特寒者固当用温热，而热者不可用寒凉也。嶟璜云：此案之发热头痛，烦渴喘急，腹痛谵语等，似乎伤寒门汗下之症，何以用大补而获效乎？曰：以发热头痛为汗症，而既汗出如水，抑可汗乎？以腹痛谵语为下症，而既喜按畏冷，抑可下乎？故虽变现似实，悉属于虚。非先生之明眼，孰能辨虚实于似是之微乎？

一儒者，日晡两目紧涩，不能瞻视。此元气下陷，用补中益气汤倍加参、芪，数剂全愈。

崧疏曰：两目紧涩，不能瞻视，未尝非肾水虚当用明目地黄丸者，而况病在日晡阴分乎？先生独断以元气下陷，而用补中益气倍参、芪者，岂以九窍不利，为肠胃所生之病，而日晡为元气下陷于阴分之故而然乎？抑别有脉色可据而然乎？其必有右手空洪或虚弱之脉，面庞恍白或委黄之色，以及食少体倦之症故耳。不然，是知其饮食劳役与素勤苦，脾胃素虚者也。

一男子，患症同前，服黄柏、知母之类，目疾益甚，更加便血。此脾气虚不能统血，肝气虚不能藏血。用补中益气、六味地黄，以补肝脾、生肾水，诸症渐愈。

崧疏曰：患症同前，属于阴虚则有之矣，非肾经实火也，而何以服黄柏、知母乎？寒凉进而不特目疾益甚，更加便血者。以伤肝脾之气，气虚而血流于下，故用补中益气升补其元气而血自止，更用六味丸滋补其元阴而血自生。元气升而元阴旺，则目疾自愈，又何论于眼科诸法乎？

一男子，饮食劳倦，而发寒热，右手麻木。或误以为疔毒，敷服皆寒凉败毒，肿胀重坠，面色痿黄，肢体倦怠，六脉浮大，按之如无，此脾胃之气虚也。询之果是销银匠，因热手入水梅银，寒凝隧道，前药益伤元气故耳。遂用补中益气及温和之药，煎汤渍手而愈。

崧疏曰：饮食劳倦而发寒热，是不宜寒凉。右手麻木而无肿痛，是不宜败毒。此或者亦何所见而以之敷服乎？至于六脉浮大，按之如无，是左右手皆然矣。右手得此脉，脾胃之气虚固然，左手得此脉，则肝肾之阴亦虚。法当气血两补，先生独补脾胃之气，岂以现症皆在脾胃，而无肝肾之故乎？

一儒者，修左足伤其大指甲少许，不见血，不作痛，形体如故。后因饮食劳倦，足重坠，微肿痛，或昼睡，或夜寐，其足如故。误服败毒之剂，寒热肿痛。盖脾起于足大指，此是脾气虚弱下陷，用十全大补汤而愈。

崧疏曰：此症论脾气下陷，允宜用补中益气以升提之。今用十全大补者，一则因败毒之剂，气血两伤，内必有寒凉之品，故以十全两补之，而肉桂可敌寒凉。一则虽有足重坠、微肿痛之症，究竟昼眠夜寐，其足如故，即误服败毒之后，亦惟见寒热肿痛而已，别无他种下陷之症，则下陷之势原不甚剧，故只温补其气血，不必升提也。况足属至阴之分，自宜与阴药同用，而肉桂、川芎仍能领气血腾涌而上，初非沉降凝滞比耳。

余素性爱坐，观书久则倦怠。必服补中益气汤，加麦冬、五味、酒炒黑黄柏少许，方觉精神清妥。否则夜间少寐，足内酸热，若再良久不寐，腿内亦然，且兼腿内筋似有抽缩意，致两腿左右频移，展转不安，必至倦极方寐。此劳伤元气，阴火乘虚下注。丁酉五十一岁，齿缝中有如物塞，作胀不安，甚则口舌有疮然，日晡益甚，若睡良久，或服前药始安。至辛丑时五十有五，昼间齿缝中作胀，服补中益气一剂，夜间得寐。至壬寅有内艰①之变，日间虽服前剂，夜间齿缝亦胀，每至午前，诸齿并肢体方得稍健，午后仍胀。观此可知，血气日衰，治法不同。

崧疏曰：此案似属脾肾两亏症，理当用补中与六味，朝晚各进。先生独用补中不用六味，则阳独旺而阴日亏，故后有齿缝作胀，口舌如疮之症，此皆肾水虚而阴火上炎之象。况午前稍健，午后仍胀者，非属于阴分乎？先生已悟此理，故曰血气日衰，治法不同云。非与六味同进之法，无他法也。

脾胃亏损心腹作痛等症

唐仪部②，胸内作痛，月余腹亦痛，左关弦长，右关弦紧。此脾虚肝邪所乘，以补中益气加半夏、木香二剂而愈，又用六君子二剂而安。此面色黄中见青。

崧疏曰：此案以色脉论，其为木邪乘土之虚症无疑。胸为肝之部分，腹为脾之部分，初病自在肝经，月余之后则延及于脾矣。左关为肝脉，右关为脾脉，弦见左关，是肝经自病，右关亦见弦，则乘克于脾矣。肝既乘脾，则土中有木，补中益气不特能升补土中之元气，抑且能提散土中之木气。若不提散，而但补土，则木遏土中，终无散日，而痛何能愈？既提散之后，

① 内艰：又称“内忧”。旧时指母丧。

② 仪部：明代礼部分仪部、祠部、膳部、主客部等四部。

土尚未全，则当独补其土，故先之以补中，继之以六君也。半夏、木香之加，所以醒其脾而运其气耳。但此症当察其有热无热，若无热而便溏者，以补中为主；有热而便秘者，以逍遥为主。此案必是无热便溏者，故可加以半夏、木香也。嶟璜云：胸腹作痛诸症，每多木气胀满，宜用酸收养阴之剂，大忌香燥耗气之品，反增痛胀也。

仪部李北川，尝患腹痛，每治以补中益气加山栀即愈。一日因怒，肚腹作痛，胸胁作胀，呕吐不食，肝脉弦紧。此脾气虚弱，肝火所乘，仍用前汤吞左金丸，一服而愈。此面色黄中见青兼赤。

崧疏曰：此案多见肝经症，而弦紧之脉，又只在肝部，况面色虽黄中见青而兼赤者，岂非病重于肝，而轻于脾者乎？是当用加味逍遥散，或加茱、连治之，何以亦用补中益气乎？凡肚腹诸痛，皆属木土胜负所致，然须分在肝、在脾，及虚实寒热之不同。如只在肝者，独治其肝，从血分用药，及于脾者，兼治其脾。只在脾者，独治其脾，从气分用药，因于肝者，兼治其肝。其中虚者补之，实者疏之，寒者温之，热者清之，总皆肝脾之轻重为则也。而此案以肝重脾轻之症，治法独重于脾者何也？盖治痛当顾其常，北川尝患腹痛，每治以补中益气加山栀即愈，以是而论则脾气虚弱，肝火所乘者，是其常也。一日因怒之后，则肝火更炽，而脾气更虚弱矣，故仍用前汤，不过加左金以重清肝火而已。用前汤者顾其常，加左金者治其甚尔。

太守[①]朱阳山，因怒腹痛作泻，或两胁作胀，或胸乳作痛，或寒热往来，或小便不利，饮水[②]不入，呕吐痰涎，神思不清。此肝木乘脾土，用小柴胡加山栀、炮姜、茯苓、陈皮、制黄连，一剂而愈。

崧疏曰：此案为肝木乘脾土是矣，但观其现症，与前李北川更多脾气虚弱之症。如腹痛而更多作泻，呕吐而更多痰涎，兼之神思不清者，岂非脾气虚弱之明验乎？何以不用补中益气补脾气为主，而但用小柴胡加清火消痰，以疏肝气为事乎？此无他，病起于暴，而无黄中见青之面色也。是为肝火独盛之症，故不必补中益气，而但用小柴胡也。予所以谓治病当顾其常，而更当察其神色为要。

阳山之内[③]，素善怒，胸膈不利，吐痰甚多，吞酸嗳腐，饮食少思，手足发热，十余年矣。所服非芩、连、枳实，必槟、苏、厚朴，左关弦洪，右关弦数。此属肝火血燥，木乘土位。朝[④]用六味地黄丸以滋养肝木，夕用六君子加当归、白芍以调补脾土，不月而愈。癸卯夏患疽于背，属虚寒，用大温补之药而愈。乙巳夏因大怒，吞酸嗳腐，胸腹胀满。余以他往旬日，或用二陈、石膏治之，吐涎如涌，外热如灼，将用滚痰丸下之，余到诊之，脉洪大按之如无。余曰：此乃脾胃亏损而发热，脾弱而涎泛出也。余用六君加姜、桂，一钟即睡，觉而诸症如失，又数剂而康。

崧疏曰：此十余年之症，皆属肝脾火郁，法当用加味逍遥，

---

① 太守：明代对知府之称。

② 水：《内科摘要》作“食”。

③ 内：内人，妻子。

④ 朝：原作“故”，据《内科摘要》改。

甚则用加味归脾之类治之。奈何所服皆寒凉克伐之品，使脾气日削，肝血日少，究竟火不能清，而木土交困，非肝脾同补何能得愈？然何以不用逍遥、归脾之升发运行，而用六味、六君，何也？盖逍遥为肝脾郁火之方，归脾为心脾郁结之剂。而兹左关弦洪，非郁火也，阴虚也。右关弦数，非郁结也，脾虚也。故用六味以补阴虚，六君以补脾虚。然二方常同用，每朝用六君，夕用六味。而兹则反是，盖右关见数，则肝火已乘于脾，惟恐因六君而脾经之火更炽，故用六味于朝，从气分滋补其脾阴，使肝火所燥之血自润。右关见弦，则脾土已受木克，惟恐因六味而脾经之气下陷，故用六君于夕，从阴分托住其脾气，使肝木所乘之土自全。然脾血已燥，不能当此半夏、陈皮，故复加当归、白芍药以濡之。而所以必用半夏、陈皮者，以多服芩、连之寒凝，而脾气已困，故以醒豁之，况于胸隔不利，吐痰甚多者之所宜乎。后因大怒吞酸等症，即前症也，奈何以二陈、石膏治之，故吐涎灼热，虚寒可知，六君、姜、桂是所必用。然常见先生治此症此脉，每作雷龙暴发，水泛为痰，以八味丸为主。今则不然，盖病起于大怒，脾胃已亏损，误服二陈、石膏，脾胃更亏损矣。故从脾胃治，不从肝肾治。

儒者沈尼文，内停饮食，外感风寒，头痛发热，恶心腹痛，就治敝止①。余用人参养胃加芎、芷、曲蘖、香附、桔梗一剂而愈。次日抵家，前病仍作腹痛，请治，以手重按痛即止。此客寒乘虚而作也，乃以香砂六君加木香、炮姜，服之睡，觉，痛减六七，去二陈再服，饮食少进。又加黄芪、当归，少佐升麻而愈。

---

① 止：居处。

崧疏曰：此案虽云内停饮食，外感风寒，而用人参养胃加味而愈者，其必外感轻而内停重也，其必人情怯弱而脾胃素虚也，其必六脉微弱而不任消导也。是以抵家仍作腹痛喜按，岂非虚未回而复重犯寒邪乎？六君是矣，而必用香砂者，亦以前之饮食内停，尚有余滞耳。

府庠徐道夫母，胃脘当心痛剧，右寸关俱无，左虽有，微而似绝，手足厥冷，病势危笃，察其色，眼胞上下青黯。此脾虚肝木所胜，用参、术、茯苓、陈皮、甘草补其中气，用木香和胃气以行肝气，用茱萸散脾胃之寒，止心腹之痛。急与一剂，俟滚先服，煎熟再进，诸病悉愈。向使泥其痛无补法，而反用攻伐之药，祸不旋踵。

崧疏曰：痛症剧时，其虚实寒热，剧难卒辨，即脉亦不足凭，厥亦不可据，独是面色无逃其情。今眼胞上下青黯者，眼胞属脾，青黯属寒，而青又是肝经之色，故知其脾气虚寒，而肝木所胜也。甚矣，色之不可不辨也。其加吴茱萸者，虽属散寒止痛之品，亦因吴茱萸能入厥阴肝经故也。痛虽在于胃脘当心，而青黯则厥阴虚寒之色，故不用姜、桂、附，而独用此也。嶟璜云：痛症之虚实寒热，辨之之法，先以手按之，有形者是实，无形者是虚；以汤探之，喜热者是寒，喜冷者是热；便溏者是虚，燥结者是实；倦卧者是寒，扬手者是热；胀闷恶食者是实，得食则减者是虚。以此辨，庶几可悉也。

一妇人，怀抱郁结，不时心腹作痛，年余不愈，诸药不应，余用归脾加炒山栀而愈。

崧疏曰：怀抱郁结而心腹作痛，先生原主归脾，即所谓心脾疼痛治法也。况兹年余不愈，而诸药不应者，知其香燥理气之药多矣，其心脾之亏损不言可知，此归脾所必用也。然痛久必有伏火，故加炒山栀以清之。有加味归脾汤者，以柴胡与山栀同用，是清散肝经之火郁结于心脾，故以柴胡一升，山栀一降，升降之而郁结之肝火斯清散矣。兹案独用山栀者，岂以火独在脾经，而非肝经所来故乎。然予谓即同用柴胡亦未始不可，盖诸痛皆属于肝，而怀抱郁结者，其肝气必与之同郁也。

脾肾虚寒阳气脱陷等症

谭侍御①，但头痛即吐清水，不拘冬夏，吃姜便止，已三年矣。余作中气虚寒，用六君加当归、黄芪、木香、炮姜而瘥。

崧疏曰：头痛原有属气虚症，兹案痛即吐清水者，属胃气虚寒固矣，不必待吃姜便止而后知也。独怪胃气虚寒之症，而能三年之久耶。是其中必有痰饮之故，故主六君子汤以补胃气、去痰饮。加木香、炮姜，是固为胃寒而设无疑矣。其当归、黄芪，非有痰饮者所宜，何以加乎？岂以病久而血亦虚乎？故用此补血耶？以虚久而中更燥乎？故用此以润燥耶？以居高而气难至乎？故用此以充斥其气耶？详而观之，此即补中益气去升麻、柴胡，加木香、炮姜、半夏也。夫头痛当用补中益气以升提之，因吐清水，升提非其所宜，去升、柴而加木香、炮姜以运行之，所以伐升提也，而与寒更为切当。加半夏、茯苓，则因于吐清水耳。

一儒者，四时极喜热饮食，或吞酸嗳腐，或大便不实，足

① 侍御：侍御史，为御史大夫、御史中丞的佐官。

指缝湿痒。此脾气虚寒下陷，用六君加姜、桂治之而愈。稍为失宜，诸症仍作，用前药更加附子钱许，数剂不再发。

崧疏曰：此案未始非脾经湿热郁结而下流者，何以见其必属虚寒而下陷乎？徒以四时极喜热饮食为据耳？然有谨于调护者多喜热饮食，精神怯薄者多喜热饮食，即脾经有湿热郁积者亦多喜热饮食，未足以为据也。其或有色脉为可据乎？我观先生字法，有可推详者，曰极喜热饮食，曰四时极喜热饮食。夫喜热饮食则曰喜热饮食耳，何以曰极喜热饮食？极喜云者，有非热不饮，非热不食，不可一餐之稍或不热之意也。抑极喜热饮食则曰极喜热饮食耳，何以曰四时极喜热饮食？四时极喜云者有寒亦喜热、热亦喜热，不可一日之稍或不热之意也，此其脾气之虚寒为何如哉！故兹吞酸嗳腐，不责之湿热郁积，而责之脾气虚寒。大便不实、足指湿痒，不责之湿热下流，而责之脾气下陷。此六君、姜、桂之所必需也。然何不以补中益气治之？曰：大便不实，归、芪在所当禁耳。

一男子，形体倦怠，饮食适可，足指缝湿痒，行坐久则重坠。此脾胃气虚而下陷，用补中益气加茯苓、半夏而愈。

崧疏曰：此案与前案同患足指缝湿痒之症，同有元气下陷之势，而用药一主于温补而不升，一主于升补而不温者何也？曰：前案以四时极喜热饮食而知其虚且寒，此案无有也，故不必温。此案以形体倦怠、行坐久则重坠而知其陷且极，前案无有也，故不必升。前案以大便不实为肠胃滑润，故不用归、芪。此案以足指湿痒为同有湿气，故亦加茯、半。要知气虚虽同而寒则异，下陷虽同而症则异，故用药亦当异也。

一男子，食少胸满，手足厥冷，饮食畏寒，发热吐痰，时欲作呕。自用清气化痰及二陈、枳实之类，胸腹膨胀，呕吐痰食，小便淋漓。又用四物、芩、连、知、柏、车前，小便不利，诸病益甚。余曰：此脾胃虚寒无火之症，故食入不消而反出。遂用八味丸补火以生土，用补中益气加姜、桂培养中宫，生发阳气，寻愈。

崧疏曰：此案初症即属脾胃虚寒，即当以补中益气加干姜以治之。或曰此初症似肝脾郁火，当用加味逍遥为是。予曰不然，诸症皆相似，而作呕有可辨。若郁火作呕必多酸苦，今不曰酸苦，则属脾胃虚寒也明矣。盖手足厥冷，饮食畏寒之症，非寒即热，非热即寒。寒者真病所现，热者反兼之化，今既不是反兼之化，即是真病所现耳。至于服伐脾之药而诸症变剧，理所宜然。以及小便淋沥何也？盖中气不足，小便为之变色，是二陈、枳实之伐脾故也。又服寒肾之药，而诸症益甚，势所必然。以及小便不利何也？盖膀胱者，州都之官，气化则能出焉，是芩、连、知、柏之寒其肾故也，是当曰此脾肾虚寒无火之症，何以云脾胃耶？然虽以食入不消而反出，为脾胃虚寒无火之验，而用药则先八味以补肾火，八味非温肾以及于膀胱，以气化其小便而使之能出者乎。盖此症以小便不利为急，故先八味以气化为主。若曰补火以生土，曷不先用补中益气加姜、桂以培养中宫之本脏不及，然后补本脏之母，此温补脾胃虚寒之法也。今先八味而后补中者，允属脾肾虚寒症。而先生只云脾胃者，盖初症原只是脾胃虚寒，因误服寒肾之药而复现肾经无火之症，故脾胃虚寒无火，无火重矣，故先八味。

一男子，每劳肢体时痛，或用清痰理气之剂。不劳常痛，加以导湿，臂痛漫肿，形体倦怠，内热盗汗，脉浮大按之微细。此阳气虚寒，用补中益气加附子一钱、人参五钱，肿痛悉愈。又以十全大补，百余剂而康。彼计服过人参一十三斤，姜、附各斤余。

崧疏曰：凡肢体疼痛，属于血少者多，治法每以养血行气为主。若因肝肾阴亏所致，亦不过治以补肾疏肝之法。殊不知皆气滞血凝之故，是以每用血药、阴药无效。惟温补其气，充斥于肢节之间，则滞者行、凝者散，而疼痛自愈矣。然亦有用滋阴养血之药而得效者，因肾主骨，肝主筋，肝肾阴血亏损，不能荣养筋骨以致疼痛，则当补肾养血为主，又非温补元气所得愈也。然必有火症可验，如此案有内热盗汗，似属火症，当用滋阴养血者矣。何以独称阳气虚寒，而只用温补元气之方耶？然曰脉浮大按之微细者，则为阳气虚寒也无疑。若阴虚血热，其脉当洪数而弦劲矣。然此案毕竟气血两虚，故即继以十全大补两补之，盖形体倦怠气虚也，内热盗汗血虚也，而脉又不分左右，从可见矣。至于服过人参十三斤，姜、附各斤余者，此又千百人中仅有一二人也。

大雅云：家母年四十有二，嘉靖壬寅七月，患脾虚中满，痰嗽发热，又因湿面冷茶，吞酸呕吐绝食。误服芩、连、青皮等药，益加寒热，口干流涎不收，且作渴，闻食则呕数日矣。迎先生视之曰：脾主涎，此脾虚不能约制，故涎自出也，欲用人参安胃散。惑于众论，以为胃经实火、宿食治之，病日增剧。忽思冬瓜，食①如指甲一块，顿发呕吐酸水不止，仍服前药愈

① 食：原脱，据《内科摘要》补。

剧。复邀先生视之，则神脱脉绝，濒死矣，惟目睛尚动。先生曰：寒淫于内，治以辛热。然药不能下矣，急用盐、艾、附子炒热熨脐腹，以散寒回阳。又以口气补接母口之气，又以附子作饼，热贴脐间。时许，神气少苏，以参、术、附子为末，仍以是药加陈皮煎膏为丸，如粟米大，入五七粒于口，随津液咽下，即不呕。二日后加至十余粒，诸病少退，甘涎不止。五日后渐服煎剂一二匙，胃气少复，乃思粥饮。后投以参、术等药，温补脾胃，五十余剂而愈。大雅敢述病状之奇，用药之神，求附卷末，一以见感恩之意，一以示后之患者，当取法于此示尔。府学晚生长州镬潭沈大雅顿首拜书。

崧疏曰：大凡服对症之药而病益增者，即属虚症一边居多。如此案论之，未始非湿热饮食之故，而进以芩、连、青皮等物，益加诸症，其为脾胃虚寒可知，所当急与温补者也。若但以流涎属脾虚不能约制，而必用温补者，宁不知有脾热甚而流涎之说乎？惟因服芩、连、青皮等物之后见之，故直断以虚寒也。至于神脱脉绝，惟目睛尚动之时，所以急救之法与进药之法，实挽回之妙术，所当常切思维者也。然予谓凡虚寒将脱之症，其挽回也易。枯涸将脱之症，其挽回也难，如肾水枯涸，燥火燔灼之症。而至于神脱脉绝，目睛尚动时，用补水生津之品则缓而无济，用回阳壮火之品则更加焦烂矣。奈何！奈何！总之阳气易充，阴精难复也。

命门火衰不能生土等症

廷评①张汝翰，胸膈作痞，饮食难化。服枳术丸，久而形

① 廷评：大理寺评事。

体消瘦，发热口干，脉浮大而微。用补中益气汤加姜、桂，诸症悉退。惟见脾胃虚寒，遂用八味丸补命门火，不月而饮食进，三月而形体充。此症若不用前丸，多变腹胀喘促，腿足浮肿，小便淋沥等症，急用济生加减肾气丸，亦有得生者。

崧疏曰：枳术丸，饮食伤肠胃之药也，盖肠胃无恙，偶被饮食所伤者设耳。若脾胃元气先虚，不能运化饮食，自当峻补元气，使饮食自然运化，何可更以枳实之推墙倒壁者复伤之耶！虽有二倍之术，诚不足以偿之也。久而形体消瘦，发热口干，我固知脾胃之气虚矣，而况脉之浮大而微者乎？夫血虚者多近于热，气虚者多近于寒，此补中加姜、桂以直入脾胃而温补之也。温补脾胃而诸症悉退，宜乎不复见有脾胃虚寒矣，何以又曰惟见脾胃虚寒耶？补中、姜、桂正温补脾胃虚寒之药，服之而脾胃之虚寒尚见，此非温补脾胃所得愈者矣。于是用隔二之法，温补脾胃之母，使母子相生，土从火化，则元元本本、生化之机不息，故遂用八味丸以补命门火也。至于不用前丸之变症，是又火不能生土，土不能制水之症，此济生加减肾气丸之所以有牛膝、车前以利水也。

一儒者，虽盛暑喜燃火，四肢常欲沸汤渍之，面赤吐痰，一似实火，吐甚宿食亦出，惟食椒姜之物方快。余谓食入反出，乃脾胃虚寒，用八味丸及十全大补加炮姜渐愈，不月平康。

崧疏曰：盛暑燃火，肢渍沸汤，望而知其为脾胃虚寒，而况食椒、姜之物方快乎。独面赤吐痰、吐甚宿食亦出之症，此处亦有阳明火亢者，亦有肝脾火郁者，似难概以虚寒论。且前症亦有火极似水之假象，郁热喜辛之暂开者乎？虽然，心有可据也。盖阳明火亢者，所吐之物必臭秽，或声厉，或发渴，脉必洪长而数。肝脾火郁者，所吐之物必酸苦，或胸闷，或反快，脉必细数而涩。今此案大都所吐之物，不臭秽、不酸苦，其声低而不渴，其气怯而不快，其脉必浮大而微，或迟细而虚，是可辨也。非独以食入反出，即断为脾胃虚寒耳。然即以脾胃虚寒论，似亦当先用补中益气加姜、桂，而后或继以八味丸，何以此案即用八味丸耶？盖虚寒之症而至于面赤吐痰者，似有火衰戴阳之意，似有阴盛格阳之意，似有龙雷上窜之意。此皆不当升提，而当用导引者也，故虽曰脾胃虚寒，而即用八味。然脾胃之虚寒，终未能同愈，故又用十全大补加炮姜，双补脾肾，此法之无弊而无漏者乎。

一妇人，饮食无过碗许，非大便不实，必吞酸嗳腐。或用二陈、黄连，更加内热作呕。余谓：东垣先生云邪热不杀谷，此脾胃虚弱，末传寒中。以六君加炮姜、木香数剂，胃气渐复，饮食渐进。又以补中益气加炮姜、木香、茯苓、半夏数剂痊愈。后怒，饮食顿少，元气顿怯，更加发热，诚似实火，脉洪大而虚，两尺如无。用益气汤、八味丸两月余，诸症悉愈。

崧疏曰：此案初症原属肝木乘脾土之郁火症，斯时宜用茱连逍遥散为是。奈何用二陈、黄连之寒凉削伐，致使脾胃更虚，而有内热作呕之变。然内热作呕，亦未始非郁火之验，但从寒凉削伐中来，故直断以末传寒中，而非邪热不杀谷之症矣。先六君而后补中者，盖脾胃既已虚寒，而作呕则元气有断脱之意，未敢骤升，故先温中以生其根，而姜、半为止寒呕要药。俟气定呕止，然后又以补中加味以温升其元气，而元气方充足无下陷之虞，此进药次序之妙也。至于后怒，而饮食顿少，元气顿怯，更加发热者，在症固宜于补中，然以两尺如无之脉，此无根之脉也，最忌升提，正恐其有断脱之患，何以仍用补中耶？我固知用补中汤以下八味丸耳。补中所以治症，八味所以治脉，合而进之，则元气顿怯者不因八味之沉降而更怯，两尺如无者不因补中之升提而更无，此进药兼全之妙也。不然，何可先升后降耶？嶟璜云：脉洪大而两尺如无者尚可兼用升提，若微细而两尺如无者升提并不可兼用，况敢独用乎？

佐云：向因失足，划然有声，坐立久则左[1]足麻木，虽夏月足寒如冰。嘉靖己亥夏月，因醉睡，觉而饮水，复睡，遂觉右腹痞结，以手摩之，腹间沥漉有声，热摩则气泄而止，每每加剧，饮食稍多则作痛泻。求治于医，令服枳术丸，固守勿效。甲辰岁，求治于立斋先生，诊之，喟然叹曰：此非脾胃病，乃命门火衰不能生土，虚寒使之然也，若专主脾胃，误矣，可服八味丸则愈。予亦敬服，果验。盖八味有附子，医家罔敢轻用。夫附子斩关夺旗，回生起死，非良将莫能用，立斋先生今之武侯也。家贫不能报德，姑序此以记治验。嘉靖甲辰十二月望[2]后二日，杉墩介庵朱佐顿首拜书。

崧疏曰：左足麻木，夏月如冰，虽似命门火衰，然得之失足而起，而麻木又只在一足，未始非因失足而致气滞血凝，故为之寒如冰也。若必系命门火衰，则当两足皆然，何独止于左足乎？至于饮水而右腹为之痞结，以及饮食稍多则作痛泻等症，皆系脾胃气虚之故。即寒也，亦属脾胃虚寒也，何以见其必属命门火衰耶？要知麻木只在左足，而寒如冰则两足所同，故曰

① 左：《内科摘要》作“手”。
② 望：农历每月十五日。

左足麻木，又曰足寒如冰，不然当曰其寒如冰矣。若夫饮水而右腹痞结，予曾闻肝火从左，命门火从右。故左半身有火症者责之肝火居多，右半身有火症者责之命门火居多，则右半身有虚寒症者以例而推，未始非命门火衰之故。今饮水而右腹痞结，是水伤其火，火衰而水不能运也。况饮水复睡，睡则气归于肾，并水亦引归于肾，肾中之命门火能不为水寒所伤，延及六年之久，而至于衰乎？合而观之，用八味也无疑。若果系脾胃病则当洞泻绝食，反不能历六年之久矣。

光禄邝子泾，面白神劳，食少难化。所服皆二陈、山栀、枳实之类，形体日瘦，饮食日减。余谓：脾土虚寒之症，法当补土之母。彼不信，乃径补土，以致不起。

崧疏曰：土虚者补土，火虚者补火，此一定之法。若土虚而必欲补火以生之，则补土之法可以不说矣。要知土虚而脉见右关独虚弱者只补其土，而若兼见右尺无根者自当补土之母，径补其土无益也。然土母有二，心与命门也。盖胃土虚寒，当补心火以生之，归脾汤是也。脾土虚寒，当补命门以生之，八味丸是也。大抵不能食者为胃虚寒，不能化者为脾虚寒，故此案云食少难化，则脾胃皆虚寒矣，可用归脾汤与八味丸间服。然命门火衰不能生脾土，致食少难化，或大便溏泄者，每用八味、七味不效。盖熟地、山茱滞滑之品，与食少便泄症多不合宜。所谓生柴湿炭不能发火，反使窒塞釜底，而釜中终不温热，水谷终不成熟，则火且不得燃，安望其有生土之功乎？故有十补丸、四神丸、二神丸、单兔丝丸，及近传上进萃仙丸等方皆无熟地，若用煎剂如补骨脂、枸杞子、同州蒺藜、兔丝子、怀山药、五味子、杜仲、续断等，是皆温补肾气之药，空松透发，如干柴燥炭，火必旺而土自生矣，且无碍于食少便泄也。

罗工部，仲夏腹恶寒而外恶热，鼻吸气而腹觉冷，体畏风而恶寒，脉大而虚微，每次进热粥瓯许，必兼食生姜瓯许，若粥离火食，腹内即冷。余曰：热之不热，是无火也，当用八味丸壮火之源以消阴翳。彼反服四物、元参之类而殁。

崧疏曰：此案症属虚寒明甚，何以反服四物、元参寒凉之剂耶？岂以仲夏而然乎？岂以外恶热而然乎？岂以脉之大而然乎？独不顾寒症种种，不一而足。至于进粥不可离火，必兼食姜瓯许，非虚寒所章著者欤？然此虚寒也，即明理之人论治，必用参、术、姜、桂等温补脾胃之气而已。今进粥必兼食姜，每次必至瓯许，以此大辛热之物，食之多且久，虚或未回，其寒必退，而热必至，何以略不少减耶？要知姜能入脾胃，脾胃既不受热，即温补之亦必无益，不得不转而问诸火源。夫火之源不在脾胃，而在于肾水之中，所谓先天命门真火是也。凡寒症而用诸热药而不热者，是无此真火故耳。欲补真火，须向肾水中补之，此八味丸所以用六味丸补水之剂加桂、附补火之品，则后天之土直从先天之火而生矣。

工部陈禅亭，发热有痰，服二陈、黄连、枳壳之类，病益甚。甲辰冬请治，其脉左尺微细，右关浮大，重按微弱。余曰：此命门火衰，不能生土而脾病，当补火以生土，或可愈也。不悟，仍服前药，脾土愈弱，至乙巳闰正月，病已革。复邀治，右寸脉平脱，此土不能生金，生气绝于内矣，辞不治。经云：虚则补其母，实则泻其子。凡病在子，当补其母，况病在母而属不足，反泻其子，不死何俟。

崧疏曰：今人论脉，以右尺属火，左尺属水。故右尺微细为火虚，左尺微细为水虚，则此案之左尺微细当属水虚矣。先生断以命门火衰者，何也？要知两尺同具水火，当以洪大微细分之。凡尺脉洪大者，不论左右，皆断以水虚；尺脉微细者，不论左右，皆断以火虚，此秘传也。而先生于此案，已先传于不言之表，读先生医案，岂可草率耶？予尝论：古有隔二、隔三之法，隔二之法可用，隔三不可用。盖隔二是补其所生，若隔三补其克矣。此案前以火虚不能生土，当补火以生土可也，是为隔二之可用。后以因火虚不能生土，土复虚不能生金，则补火之法何可用乎？是隔三之不可用也。然病而至于隔三矣，亦去生甚远。故见右寸脉平脱，即辞不治，概可知也。嶟璜云：无已，则惟建中汤可用，然此汤亦只是补土生金，为隔二之法，非补火生土，土复生金，隔三之法也。

辛丑年，余在嘉兴屠渐山[①]第，有林二守，不时昏愦，请余治之，谵语不绝，脉洪大，按之如无。此阳虚之症也，当用参附汤治之。有原医者扬喜而迎曰：先得我心之同然。遂服之，即静睡，觉而进食，午后再剂，神思如故，其脉顿敛。余返后，又诈云：用附子多矣，吾以黄连解之。阴仍用参附汤。窃观仲景先生治伤寒云：桂枝下咽，阳盛乃毙，硝黄入胃，阴盛乃亡[②]。不辨而自明矣。吾恐前言致误患者，故表而出之。

崧疏曰：不时昏愦似阳明胃火冒，谵语不绝似阳明火亢。于此而欲断其为阳虚，诚难定见，不知果属阳明火者必从发热

---

① 屠渐山：屠应埈，字文升，号渐山，平湖人，明嘉靖五年（1526）进士，历任员外郎、郎中、翰林院修撰、右春坊右谕德兼侍读等职。

② 桂枝……乃亡：语出《注解伤寒论》卷二。

头痛伤寒症传经变来。今不言发热头痛则知其为虚矣，况脉大而按之如无者乎。然以此症论，虚则虚矣，虚中未免有火，非火何以昏愦乎？非火何为谵语乎？不知虚而有火者，脉必带数，今不言数则知其无火矣。再以此症论，无火则无火矣，似虚在于阴，不在于阳，阳虚何以昏愦乎？阳虚何以谵语乎？不知虚在阴分者，脉必强劲，今不言强劲，则知其非阴虚矣。由是而知，不时昏愦者气欲脱也，谵语不绝者神已乱也，神与气属阳，故曰阳虚。人参以复后天之阳，附子以追先天之阳，所以用参附汤而不用八味丸也。八味丸独补肾中先天之阳虚，在阴分者宜之，况先天之阳为真火，而非元阳也。元阳者，鼓舞动荡于两肾间者也。八味丸体阴而性滞，何能追复此元阳于欲脱已乱之际耶。故凡中风卒倒五虚症现，皆元阳欲脱已乱之时。惟参附、芪附及加参三生饮治之，庶可挽回，皆此意也。

肾虚火不归经发热等症

大尹沈用之，不时发热，日饮冰水数碗，寒药二剂，热渴益甚，形体日瘦，尺脉洪大而数，时或无力。王太仆曰：热之不热，责其无火；寒之不寒，责其无水。又云：倏热往来，是无火也；时作时止，是无水也。法当补肾，用加减八味丸，不月而愈。

崧疏曰：倏热往来是无时而作也，时作时止是有时而作也。此案不时发热，即倏热往来也，正是无火之症，当用八味丸益火之源以消阴翳者也。而日饮冰水二碗，寒药二剂，热渴益甚，此即“寒之不寒，责其无水”之症，当用六味丸壮水之主以制阳光者也。一人之身，既属无火，又属无水，何以论之。试观先生用药，不曰补火，不曰补水，而曰补肾。不曰用八味丸，不曰用六味丸，而曰用加减八味丸。是非无水、无火之症，而实肾虚火不归经之症也。夫肾虚而火不归经者，以言乎无火，则火但不归经耳，未尝是绝然无火之寒症。以言乎无水，则火不归经矣，未尝是绝然无水之热症，故用加减八味丸以引火归源而已。盖龙雷之火飞越上升，时隐时现，故为之不时发热也，销烁肺胃，故为之日饮冰水也。即以脉论，尺脉洪大而数，火未尝无也，时或无力，火未尝有也，或有或无，正火之不归经处。而后知先生察脉审症处方之妙，不越乎古人之模范，亦不囿乎古人之模范也。

顾大有父，年七十有九，仲冬将出，少妾入房，致头痛发热，眩晕喘急，痰涎壅盛，小便频数，口干引饮，遍舌生刺，缩敛如荔枝然，下唇黑裂，面目俱赤，烦躁不寐，或时喉间如烟火上冲，急饮凉茶少解，已濒于死，脉洪大而无伦且有力，扪其身烙手。此肾经虚火游行于外，投以十全大补加山茱、泽泻、丹皮、山药、麦冬、五味、附子一钟，熟睡良久，脉症各减三四。再与八味丸，诸症悉退，后畏冷物而痊。

崧疏曰：此案宛似伤寒传里实邪症，以其时考之又伤寒也，以其脉考之又伤寒也，而孰知其为肾经虚火游行于外之症乎？故凡病势忽然暴烈，脉气异乎寻常，即当求本而治。若果系伤寒传里，当必从太阳、阳明、少阳诸表症尽，而后传变入来。今不言诸表症，而但云将出少妾入房所致，岂非病在肾经虚火游行乎？然以肾经虚火游行而论，当即以七味丸引火归源之法治之，何以先用十全大补加味耶？独不虑火未归源，而参、芪、术补住上焦游行之火，致痰涎壅在肺，以成窒逆之患，而愈增喘急乎。不知年七十有九，气已虚矣，入房即病，阳亦脱矣，则阴阳气血无不虚脱矣，故用此汤以齐补之。俟其脉症各减三四，使阴阳气血已定，然后用八味丸以治其本源。其不用七味及加减八味者，亦以七十有九之老人，入房即病之暴脱，真火已衰，不特火不归经而已。

顾仁成，年六十有一，痢后入房，精滑自遗，二日方止。又房劳、感寒、怒气，遂发寒热，右胁痛连心胸，腹痞，自汗、盗汗如雨，四肢厥冷，睡中惊悸，或觉上升如浮，或觉下陷如堕，遂致废寝。或用补药二剂益甚，脉浮大洪数，按之微细，此属无火虚热。急与十全大补加山药、山茱、丹皮、附子一剂，诸症顿愈而痊。此等元气百无一二。二顾是父子也。

崧疏曰：此案属虚，人皆知之，而何以用补药益甚？盖无火虚热，必需桂、附，徒用补药，适以助其虚热，故益甚也。此病源与前案相同，用药亦不异，但无泽泻、麦冬、五味三品。盖此无燥症现，故不需麦、味，而有精滑来，故并去泽泻也。或曰此症以感寒，寒热似有外感，怒气右胁痛连心胸似有气阻，腹痞似有气滞。虽知其从入房而来，医者必曰宜先疏之、散之、消之，而后补之，是正法也。亦于何处见其无火虚热耶？因四肢厥冷而然耶？曰不然，从脉之浮大洪数，按之微细而云然也。夫水火之源，皆在于下，今按之微细，则水火衰矣。而洪数独在浮候，岂非虚热乎？病至于此，非一剂所能愈。今曰一剂，诸症愈而痊。故以此等元气百无一二，与前之顾大有案亦云然。

一儒者，口干发热，小便频浊，大便秘结，盗汗梦遗，遂致废寝。用当归六黄汤二剂盗汗顿止，用六味地黄丸二便调和，用十全大补汤及前丸兼服月余，诸症悉愈。

崧疏曰：此案纯是阴虚火燥症，当归六黄汤虽为盗汗而设，其于小便频浊，大便秘结，未始不可，此不过云盗汗顿止而已，余症未止也。既以苦寒清火之后，而有所未愈，而后补阴之品不可不进矣。六味丸虽为二便而设，其于口干发热，梦遗废寝，未始不可，此不过云二便调和而已，余症未和也。既以纯阴壮水之后，而有所未愈，而后气血两补之方，不可不进矣。然气血两补当用八珍，何以前用芩、连、黄柏，而后复用肉桂耶？盖芩、连、黄柏既可止盗汗，则可并止口干发热。今口干发热仍在者，是非火不归经之故乎？此所以用十全，不用八珍也。至于兼服六味丸者，此症原属水虚，而非火虚，故能当此凉剂。虽未见全愈，然亦未尝无应，故复兼此壮水之方，所以顾其本也。

州同[①]韩用之，年四十有六，时仲夏，色欲过度，烦热作渴，饮水不绝，小便淋沥，大便秘结，唾痰如涌，面目俱赤，满舌生刺，两唇燥裂，遍身发热，或时如芒刺而无定处，两足心如烙，以冰折之，作痛，脉洪而无伦。此肾阴虚阳无所附，而发于外，非火也。盖大热而甚，寒之不寒，是无水也，当峻补其阴。遂以加减八味丸料一斤，内肉桂一两，以水顿煎六碗，冰冷与服，半饷[②]已用大半。睡觉[③]而食温粥一碗，复睡至晚，乃以前药温饮一碗，乃睡至晓，食热粥二碗，诸症悉退。翌日畏寒，足冷至膝，诸症仍至，或以为伤寒。余曰：非也，大寒而甚，热之不热，是无火也，阳气亦虚矣。急以八味丸一剂，

① 州同：即州同知，为知州的副职。

② 饷：原作“响”，据《内科摘要》改。

③ 觉：睡醒。

诸症悉缓，四剂诸症复退。大便至十三日不通，以猪胆导之，诸症复作，急用十全大补汤，数剂方应。

崧疏曰：此症大局亦当用十全大补，如前顾大有之加法与之，何以只用加减八味丸料耶？岂以大便秘结之故，不敢用补气之品乎？然前曰肾经虚火游行于外，此曰肾阴虚，阳无所附而发于外。其症似不甚相远，而治法则前既用参、芪、术补气之药，复用附子补火之药，而既此不用参、芪、术，复减去附子，大有径庭，何也？曰前是火虚，此是水虚也。盖前云口干引饮，又曰急饮凉茶少解，是口虽干而所饮不多，且不曰饮水，而曰凉茶，岂非虚火之验乎？此云作渴饮水不绝，是渴也，甚于干也。饮水也甚于凉茶也，不绝也甚于少解也，以此而论，岂非水虚之验乎？况大便秘结者，又属水虚也无疑。水虚而阳无所附，只宜引火归源而已，不必补火也，故用肉桂而不用附子。只宜补肾壮水而已，不必补气也，故用加减八味而不用十全大补。故知辨症之法，只在毫厘之间也。然而壮水引火之后，翌日复现无火症，一人一病，何顷刻变易若是乎？要知无水与无火其症截然两途，而虚火游行与阳无所附其理原同一致。如无水者内外皆热症也，法当壮水。无火者内外皆寒症也，法当益火。若虚火游行与阳无所附者，是皆肾经水火两虚，外热而内寒症也，法当引火归源，非偏于无水，偏于无火也。然外热内寒症即内外皆寒症，故引火之后，外热虽除，内寒未复，所以诸症仍至，不得不用益火之剂。由是而知，引火之法即益火之法，皆从八味丸加减而已，但有轻重之分，在用附、不用附之间，初无异方也。至于大便十三日不通，可以通矣。今通之而但用外法，又在大补水火之后，似无他虑，其如一通之后诸症复作，甚矣！大便之不可轻导也。大便通后而诸症复作者，是后天之气亦虚矣，故不得不复用两补之剂。由是而知，水与火恒相倚也，先后天恒相关也，而审症用药恒相顾也。此案凡三变，一则曰诸症仍至，再则曰诸症复作，是病虽变而症不变也。用药之法，初则壮水因大便秘结也，再则益火因足冷至膝也，然则气血两补因大便强通也，然而水火同补之意，始终不变也。

举人陈履贤，色欲过度，丁酉孟冬发热无时，饮水不绝，遗精不止，小便淋沥。或用四物、芩、连之类，前症益甚，更加痰涎上涌，口舌生疮。服二陈、黄柏、知母之类，胸膈不利，饮食少思。更加枳壳、香附，肚腹作胀，大便不实，脉浮大按之微细。余朝用四君为主，佐以熟地、当归，夕用加减八味丸，更以附子唾津调搽涌泉穴，渐愈。后用十全大补汤，其大便不通，小腹作胀，此直肠干涩，令猪胆通之，形体殊倦，痰热顿增，急用独参汤而安，再用前药而愈。但劳发热无时，其脉浮洪，余谓其当慎起居，否则难治。彼以余言为迂，至乙巳夏复作，乃服四物、黄柏、知母而殁。

崧疏曰：此案与前顾大有、顾存仁二案大局相仿，当亦用十全大补，合八味、生脉治之。何以有朝夕之分，岂以势稍缓于前耶？然法虽异而药则同，所不用者，惟芎、芍、黄芪及附子耳。予细察其症之异同处，在二顾无胸隔不利、饮食少思及肚腹作胀、大便不实诸症。有此诸症，当补脾气，而补阴滋润之品在所宜禁。故虽因色欲过度而来，不得不兼用补阴，而以四君为主，归、地为佐者，岂非重在补脾气乎？然毕竟发热无时种种诸症，皆肾虚火不归经所致，故仍夕用加减八味丸也。但欲如二顾合用之法，则于脾气有窒塞滑润之患，不若即此合用之方而分进之，则既不碍于脾气，复不缺于补阴。然终不用黄芪、芎、芍及附子者，芎、芍之去取，于此原无轻重，而黄芪非胀满所宜，附子非水虚可用。盖色欲过度者多属水虚，而入房即病者多属火虚，故云二顾皆入房即病，是以即用附子。此案及前韩用之皆色欲过度，是以不用附子，从此可见矣。更以附子唾津调搽涌泉穴者，亦引火归经意也。可谓善于权衡者矣。

吴江晚生沈察顿首云云：仆年二十有六，所禀虚弱，兼之劳心，癸巳春，发热吐痰，甲午冬为甚，其热时起于小腹，吐痰而无定时。治者谓脾经湿痰郁火，用芩、连、枳实、二陈，或专主心火，用三黄丸之类。至乙未冬，其热多起足心，亦无定时，吐痰不绝，或遍身如芒刺然。治者又以为阴火生痰，用四物、二陈、黄柏、知母之类，俱无验。丙申夏，痰热愈甚，盗汗作渴。果属痰火耶？阴虚耶？乞高明裁示云云。余曰：此症乃肾经亏损，火不归经，当壮水之主以镇阳光。乃就诊于余，果尺脉洪大，余却虚浮，遂用补中益气及六味地黄丸而愈。后不守禁，其脉复作，余谓火令可忧，当慎调摄，会试且缓。但彼忽略，至戊戌夏，果殁于京。

崧疏曰：此案实系肾经亏损火不归经之症，法当用引火归源，如加减八味丸为是。而先生既已明言之矣，何复又言当壮水之主以镇阳光耶？盖此二句是指肾水独虚，相火偏旺，其火无升腾飞越之势，第煎熬销烁于阴分者为然耳。若肾水既虚，而相火且升腾飞越于上，如此案之其热时起于小腹无定时，其热多起于足心亦无定时等症。是其症也，非肉桂之引火归源不伏，而何以独用六味地黄只壮其水耶？且其火因下虚而既上炎矣，何可更用补中益气以升提耶？岂以曾服芩、连、枳实及三黄丸、四物、二陈、黄柏、知母之类，脾气已伤，故必先用之耶？岂凭之于脉，不顾其症，而遂用之耶？夫尺脉洪大，不言按之微细，且不言六脉洪大，而只言尺脉洪大，此固肾水虚而相火旺于本经之脉。是宜壮水之主以制阳光，只须六味丸治之也。余却虚浮，则脾肺亦虚浮矣。虚浮气虚脉也，合之尺脉洪大，则气虚而且下陷于肾中之脉，宜升提下陷以补元气，须兼补中益气治之也。脾气既已下陷，肾水虽虚，是宜先升后降。若先用六味，后用补中，则脾气更陷，升之更难。故当先补中益气，而后六味地黄丸治之也。或凭症，或凭脉，法固不可乱，而心固自当灵也。

脾胃亏损吞酸嗳腐等症

大司马[①]王浚川，呕吐宿滞，脐腹痛甚，手足俱冷，脉微细。用附子理中丸一服益甚，脉浮大按之而细，用参附汤一剂顿愈。

崧疏曰：此案手足俱冷，脉微细，固知其为中宫虚寒矣。然以呕吐宿滞，脐腹痛甚之症，未必非食填太阴，致气郁隧遏，而现手足冷，脉微细乎？此必冷过肘膝，微细无神，兼之面青神惨，故能确知其为虚寒也。至于理中进而病益甚，脉变浮大，此处最易惑人。重以参附，亦因其脉按之而细耳。岂非病重药轻，反拨其势而肆乎？然以附子理中与参附较之，亦不甚相远，何至反拨其势？曰：凡治重症，药宜单刀直入，理中之白术、甘草，未免牵制耳，虽然按之而细，故敢如是。不然，安知其

① 大司马：明代对兵部尚书之称。

非壮火食气之误乎？

赵吏部文卿，患吐不止，吐出皆酸味，气口脉大于人迎二三倍①，速予投剂。予曰：此食郁上，宜吐，不须用药。乃候其吐清水无酸气，寸脉渐减，尺脉渐复。翌早吐止，至午脉俱平复，勿药自安。后抚陕右，过苏访，倾盖清谈②，厚过于昔，且念余在林下③，频以言慰之。

崧疏曰：所吐酸味，气口脉大，自然食郁无疑。然必脉见沉滑有力者为然也，不然乌知其不犯脾胃虚症乎？至于不须用药者，亦必因其形气不惫耳。观翌午平复，勿药自安之句，岂非形气不惫者乎？或曰若然，何不止其吐而消其食也？曰：观尺脉渐复之句，则知前已下部无脉矣。古云：上部有脉，下部无脉，其人当吐，不吐者死④。即不吐亦当使之得吐，是固宜吐，故不可止其吐也。或曰若然，何不涌其吐而出其食也？曰：观患吐不止之句，则知已自得吐矣。古云：上部有脉，下部无脉，其人当吐，不吐者死。若不吐自当涌之使吐，今吐不止，故不可涌其吐也。既不可止，又不可涌，而消其食、出其食，更无益于事。且形气不惫，所以不需用药之为得矣。

一儒者，面色萎黄，胸膈不利，吞酸嗳腐。恪服理气化痰之药，大便不实，食少体倦。此脾胃虚寒，用六君加炮姜、木香渐愈，更兼用四神丸而元气复。此症若中气虚弱者，用人参

① 倍：原作“部”，据《内科摘要》改。
② 倾盖清谈：相谈投机。典出《孔子家语·致思》。
③ 林下：指无官职而居于山林田野。
④ 上部……者死：语出《难经·十四难》

理中汤，或补中益气加木香、干姜。不应，送左金丸或越鞠丸。若中气虚寒，必加附子，或附子理中汤，无有不应。

崧疏曰：面色萎黄，虚则有之，未必至于寒也。至于大便不实，食少体倦，而虚寒始确矣。然而有虚热者亦若是，要当于脉气形色参之也。《内经》云：诸呕吐酸，皆属于火。况酸为木火之味，故予每于吐酸、吞酸、食后口酸诸症，皆作肝脾郁火治之，而以加味逍遥散或合左金丸，以治肝经血虚火郁之酸。又以补中益气汤加丹皮、黑栀子或合左金丸以治脾经气虚火郁之酸。若气血不虚，只是火郁而作诸酸症，但用越鞠丸或合左金丸治之。如所谓脾胃虚寒而患此症者，实十中之一也。故先生亦有补中益气加木香、干姜不应，送左金丸或越鞠丸之说。此是虚热之法，而非定主于虚寒也。至于前云脾胃虚寒，用六君加炮姜、木香，后云中气虚寒，用补中益气必加附子者，前因大便不实而言，后不过统论而已。盖大便不实者，不利于黄芪、当归之滑润也。前云中气虚弱用人参理中汤或补中益气汤加木香、干姜，后云中气虚寒必加附子或附子理中汤者，前是不过虚弱而论，后则虚弱而兼寒已。盖虚弱者，原不必附子之大温大热也。又前云脾胃虚寒用六君加木香、炮姜，后云中气虚弱用补中益气加木香、干姜者，要知炮姜能温脾胃之寒，而干姜不过止呕行滞而已，其功用甚殊也。

一上舍[①]，饮食失宜，胸腹膨胀，嗳气吞酸。以自知医，用二陈、枳实、黄连、苍术、黄柏之类，前症益甚，更加足指

① 上舍：宋代太学分外舍、内舍和上舍，学生可按一定的年限和条件依次而升。明代以“上舍”为国子监学生的别称。

肿痛，指缝出水。余用补中益气汤加茯苓、半夏治之而愈。若腿足浮肿，或焮肿寒热呕吐，亦用前药。

崧疏曰：前症初起，未尝非脾胃湿热所致，用药亦不过如是。何至于益甚耶？知其人必脾胃元气素虚者耳，所谓饮食失宜者非欤。更加足指肿痛，指缝出水者，此脾胃素虚而湿气随之下陷也。是皆二陈等类复伤其脾胃之元气而然乎？此补中益气所以升补元气，而茯苓、半夏所以燥渗其湿气而即愈也。足以见脾胃元气素虚之人，即在初起，即有邪气，亦不可纯用寒凉克伐之品。

儒者胡济之，场屋[①]不利，胸膈膨闷，饮食无味。服枳术丸，不时作呕。用二陈、黄连、枳实痰涌气促。加紫苏、枳壳，喘嗽腹胀。加厚朴、腹皮，小便不利。加槟榔、蓬术，泄泻腹痛。悉属虚寒，用六君加姜、桂，二剂不应。更加附子一钱，二剂稍退，数剂十愈六七，乃以八味丸全愈。

崧疏曰：场屋不利而患前症，似属郁结伤脾之意，归脾汤是对症方也。舍而不用，徒用伤脾气之品，是以叠用而叠变。所变皆脾胃虚症，虽无寒症可见，并无热症可凭，故从虚者必寒之法治之。至于温补脾胃之后，继以温补命门者，亦补母生子之常法耳。夫用姜、桂而曰不应，更加附子而已，不更方也。要知危症用药不应即是应处，不可更方，直大其剂，增其力耳。若一更方便或[②]矣，倘曰反甚则宜更之。然亦有病重药轻之假甚者，仍不可更，要认假甚之法，在症变而脉不变，脉变而重

① 场屋：科举考试的地方，又称科场。引申为科举考试。
② 或：通“惑”。迷惑。

按不变也，如前大司马王浚川之案是已。

一上舍，呕吐痰涎，发热作渴，胸膈痞满。或用清气化痰降火，前症益甚，痰涎自出。余曰：呕吐痰涎，胃气虚寒，发热作渴，胃不生津，胸膈痞满，脾气虚弱。须用参、芪、归、术之类温补脾胃，生发阳气，诸病自退。彼不信，仍服前药，虚症悉至，复请治。余曰：饮食不入，吃逆①不绝，泄泻腹痛，手足逆冷，是谓五虚。烦热作渴，虚阳越于外也，脉洪大，脉欲绝也，死期迫矣。或曰：若然，殒于日乎？夜乎？余曰：脉洪大，当殒于昼。果然。

崧疏曰：以此诸症，亦不见其为虚寒也。岂别见于形色脉气乎？惟痰涎自出是脾气虚不能摄涎症，虚则有之，未必寒也。然因降火之后见之，故以虚寒属之。不然岂无脾热甚而流涎者乎？先生虽言虚寒，而所论药品，只是补之而已，未尝有温之者，而曰温补，何也？盖气虚之症多近于寒，故曰虚寒。而补气之药多属于温，故曰温补。至于五虚症现，自然不治。但兼烦热作渴，且脉见洪大者，医者犹谓火未清楚，或谓元气未脱，不知其有虚阳越、脉欲绝之兆乎？故知死症既现，纵有可观者，亦不足为矣。若殒于日殒于夜之说，嶟璜云：凡人死期已至者其脉洪劲无胃，此为纯阳无阴，乃真阴竭绝，必殒于日；其脉沉细微弱，渐渐脱去，此为纯阴无阳，乃真气离散，必殒于夜。以此而论，是无阴者殒于日，无阳者殒于夜也，而此案是无阳症，亦殒于日，若是则不足凭矣。然先生则曰：脉洪大当陨于昼，似乎脉微细者当殒于夜矣。初不以症之无阴无阳论也，然

① 吃逆：呃逆。

嶟璜之说，亦未为不是。

余母太宜人①，年六十有五，己卯春二月，饮食后偶闻外言忤意，呕吐酸水，内热作渴，饮食不进，惟饮冷水，气口脉大而无伦②，面色青赤。此胃中湿热郁火，投之以药，入口即吐，第三日吐酸物，第七日吐酸黄水，十一日吐苦水，脉益洪大，仍喜冷水，以黄连一味煎汤冷饮少许。至二十日加白术、茯苓，至二十五日加陈皮，三十七日加当归、炙甘草，至六十日，始进清米饮半盏，渐进薄粥饮，调理得痊。

崧疏曰：此症实系胃经湿热郁火，以气口脉大而无伦故也。然未尝不因肝火而发，故其面色青赤。予意此症，何不即用茱、连浓煎，细细呷之，使呕吐止，继以清湿热、散郁火之剂，数日可愈矣。何必延至十一日而后进黄连一味耶？岂以事关至亲，为子者不敢轻易进药而然耶？然独不虑吐伤元气，则旦暮不保，何可延至十一日之久。要知所吐皆酸水、酸物，则湿热郁火亦得从吐而散去。且不言神气困倦，故可缓缓而图也。然不用茱、连，而用黄连者，岂以茱、连入肝，黄连入胃。此症虽因外言忤意而作，而病脉则现于气口胃部，故以黄连入胃为当也。观后所加之药，皆在胃而不在肝，概可知矣。况只言忤意，而不言发怒，则于肝分似无涉也。

一妇人，吞酸嗳腐，呕吐痰涎，面色纯白。或用二陈、黄连、枳实之类，加发热作渴，肚腹胀满。余曰：此脾胃亏损，

---

① 宜人：明、清两朝称五品命妇为宜人。

② 伦：原作“论”，据《内科摘要》改。

末传寒中。不信，仍作火治，肢体肿胀如蛊。余以六君加附子、木香治之，胃气渐醒，饮食渐进，虚火归经。又以补中益气加炮姜、木香、茯苓、半夏，兼服全愈。

崧疏曰：面色纯白，必非实火症。用黄连而反加发热作渴，内真寒而外假热也。用枳实而反加肚腹胀满，气虚而中满也。既已从寒从克伐中来，何可仍作火治，其不至于肿胀如蛊何可得耶？要知愈虚则愈胀，愈寒则愈肿，非温补何以治之。但先之以温补，继之以升补，则又有未可骤升之意所当知也。盖末传寒中，而至于肿胀如蛊，则脾胃已成冷灰，此时升之无可升矣。况又有虚火未曾归经，故直温之而已。至于胃气渐醒，饮食渐进，虚火归经之后，脾胃虽温，元气初复，然未能遂其升发之机，故以补中益气助之，此次序之法也。

一妇人，性沉静多虑，胸膈不利，饮食少思，腹胀吞酸，面色青黄，用疏利之剂。余曰：此脾虚痞满，当益胃气。不信，仍用之，胸膈果满，饮食愈少。余以调中益气加香砂、炮姜渐愈，后以六君、芎、归、贝母、桔梗、炮姜而愈。

崧疏曰：以性沉静多虑而生诸症，大概属肝脾郁火为多，当用加味逍遥。先生独云：脾虚痞满，当益胃气者，盖因面色青黄，脾土已受肝木所克矣，况无寒热等肝经症现故也。然必有脉可据，若左手脉弦数而涩，当用逍遥从肝经血分升散之；若右手脉虚洪而弦，当用补中从脾经气分升散之。此症必左脉无恙，而右脉失和者也。然不用补中而用调中，何也？予观调中有苍术、木香，而无白术、当归，序为治湿热所伤云云，岂以此症有湿热而用之乎？夫腹胀吞酸，因多湿热所致，然先生每治此症，未尝作为湿热。即如前太宜人案，亦必明言胃中湿热，所用之药不忌白术、当归，故予知此方不因湿热而用也。盖此妇性沉静而多虑，其气必滞，滞则生湿，故不利于白术之闭气、当归之滋湿，而以苍术、木香及香砂、炮姜之温散行滞燥湿之品加之。及渐愈后，滞行湿散，则脾胃元气为重，故复进六君加味，虽仍用白术、当归，而半夏、川芎、贝母、桔梗、炮姜之用，非复温散行滞燥湿之品乎？若曰湿热，炮姜何可用耶？是一脾胃元虚气滞，而有寒湿之症也。

佃云：家母久患心腹疼痛，每作必胸满呕吐，厥逆，面赤唇麻，咽干舌燥，寒热不时，而脉洪大。众以痰火治之，屡止屡作。迨乙巳春，发热频甚，用药反剧。有朱存默氏，谓服寒凉药所致，欲用参术等剂。余疑痛无补法，乃请立斋先生以折中焉。先生诊而叹曰：此寒凉损真之故，内真寒而外假热也，且脉息弦洪而有怪状，乃脾气亏损，肝脉乘之而然，惟当温补其胃。遂与补中益气加半夏、茯苓、吴茱、木香，一服而效。家母病发月余，竟夕不安，今熟寐彻晓，洪脉顿敛，怪脉顿除，诸症释然。先生之见，盖有本欤。家母余龄皆先生所赐，杏林报德，没齿不忘，谨述此，乞附医案，谅有太史者采入仓公诸篇，以垂不朽，将使后者观省焉。嘉靖乙巳春月吉日，陈湖眷生①陆佃顿首谨书。

崧疏曰：此案脉症，以大概而视，未始非痰火所为，但治之而屡止屡作，其中必有本原虚症存焉。若非痰火所为，则治之即当更剧，何至屡止。若无本原虚症，则痰火亦易清消，何至屡止屡作。独患之已久，治之亦屡，而惟痰火是治，本原之虚，全然不顾，则

① 眷生：旧时两家通婚后，尊长对姻亲晚辈的自称。

本原益虚，而标症反剧，自然之势也。夫清消痰火之药，皆寒凉者也。寒凉之而发热频甚，岂非内寒外热乎？寒凉之而洪脉加弦，岂非土虚木贼乎？此补中益气所必用也，加以茯苓、半夏者，昔日之痰因消之而益甚；加以吴茱、木香者，昔日之火因清之而变寒。然热药颇多，必用吴茱者，以其能入肝经治少腹寒痛。今痛虽非少腹，而脉见弦，况诸痛皆属木乎。

一妇人，年三十余，忽不进饮食，日饮清茶三、五碗，并少用水果，三年余矣，经行每次过期而少。余以为脾气郁结，用归脾汤加吴茱萸，不数剂而饮食如常。若人脾肾虚而不食，当以四神丸治之。

崧疏曰：予曾见少年妇数人患此症，数年后多不药而愈，大抵皆脾气郁结之故。惟郁结之气抑塞脾胃故不饥，无他症故能延至数年之久而无恙。及遇得意事，则郁结自开而愈矣。此案经行过期而少，则脾经之血已亏，不得不用归脾补脾经之气血，而开其郁结。然加吴茱之热何也？盖吴茱能温散厥阴肝经，郁结虽在于脾，而肝气亦从之郁滞，故加吴茱以温行之，实两得之也。然予闻郁结者必有火，故有加味归脾汤之柴胡、黑栀以清散其火之法。此案虽未见有火，亦不觉有寒，何可据用此热药耶？岂以经行不及期而多者为有火，过期而少者为有寒耶？然过期而少正血虚之故，血虚则火必盛，亦何可据用此热药耶？亦当必有寒色可验，寒脉可征，故可用耳，不然未可浪投也。至于脾肾虚而不饮食当用四神丸者，亦因肾火虚而不能生脾土之症则宜之。然予谓肾火虚不能生脾土者，当不特不饮食而已，亦不能至数年之久也，治者审之。

一妇人，年逾二十，不进饮食二年矣，日饮清茶果品之类，面部微黄，浮肿，形体如常，仍能步履，但体倦怠，肝脾二脉弦浮，按之微而结滞。余用六君加木香、吴茱，下痰积甚多，饮食顿进，形体始瘦，卧床月余，仍服六君之类而安。

崧疏曰：此案与前案相同，未始非脾气郁结之故，但以面部黄肿与体之倦怠，知其为脾胃虚耳。兼之两关脉弦浮，岂非木乘土之象乎？及按之微而结滞，未始非肝脾郁结之脉。而能知其虚中有痰积者，盖郁结而现木乘土之脉，土受克之症矣。何能延至二年之久，而得形体如常，仍能步履者乎？惟其有痰积于中，脾胃亦藉此痰积以滋养，故能久而如是也。试观痰积既下，即便形体瘦，而卧床不起矣。何今人必欲消尽其痰，而不顾其脾胃之元气耶？乃先生明知其痰积，惟以六君补其元气，使元气运而痰积自下，岂非治本之谓乎？

脾肾亏损停食泄泻等症

进士刘华甫，停食腹痛，泻黄吐痰。服二陈、山栀、黄连、枳实之类，其症益甚，左关弦紧，右关弦长。乃肝木克脾土，用六君加木香治之而愈。若食已消而泄未已，宜用异攻散①以补脾胃。如不应，宜用补中益气升发阳气。凡泄利色黄，脾土亏损，真气下陷，必用前汤加木香、肉蔻温补。如不应，当补其母，宜八味丸。

崧疏曰：泻黄一症，尽有属脾热及食积者，以此症而论，前方未为不是。然其人必有热症可据，实脉可凭。今服前药，而曰其症益甚，知非脾热矣。且脉得右关弦长，自是木克土症

① 异攻散：《内科摘要》作“异功散”。

无疑，而此黄色为脾土之真色也明矣。六君内有半夏加木香，同是消伐之品，因食尚未去之故。下即接若食已消而泄未已，宜用异攻散云云，可见半夏、木香非常服之品，今人动云半夏醒脾、木香运气，要知非虚症所宜也。凡至泄利下一段，未可为定例。

光禄柴黼庵，善饮，泄泻腹胀，吐痰作呕，口干。此脾胃之气虚，先与六君加神曲，痰呕已止。再用补中益气加茯苓、半夏，泻胀亦愈。此症若湿热壅滞，当用葛花解酲汤，分消其湿。湿既去而泻未已，须用六君加神曲实脾土、化酒积。然虽为酒而作，实因脾土虚弱，不可专主湿热。

崧疏曰：湿热之症，未有不因脾胃虚弱而成者，脾胃不虚，湿热不积。但当分脾胃之虚与湿热，孰轻孰重。如脾胃已虚，而湿热不盛，则以补为主；若湿热已盛而脾胃未虚，则以清为主。若脾胃既虚，而湿热复盛，则补与清兼用之。又当分湿与热孰轻孰重，如湿重而热轻，则去湿为主，虚者兼补其气；若热重而湿轻，则清热为主，虚者兼养其阴。大概在气分者多成泄泻，在血分者多成痢疾，在经者多生于筋脉，在腑者多生于肠胃，在筋脉者多属厥阴，在肠胃者多属阳明。然肠胃固属阳明，而筋脉未始不属阳明也。故湿热之症，多责于阳明。而凡病之属阳明湿热者，十居五六，不特酒积而已。

旧僚钱可久，素善饮，面赤痰盛，大便不实。此肠胃湿痰壅滞，用二陈、芩、连、山栀、枳实、干葛、泽泻、升麻一剂，吐痰甚多，大便始实。此后日以黄连三钱泡汤饮之而安。但如此禀厚者不多耳。

崧疏曰：此案亦属阳明湿热，其大便不实固属阳明，而面赤者亦属阳明。昔人云：阳明病则面赤是也。湿热盛而生痰，此痰不滞于他处，而壅滞于肠胃，非阳明乎？故以二陈及甘葛、升麻、枳实、泽泻去阳明之湿，以黄芩、黄连、山栀去阳明之热。至吐痰而大便即实者，痰去则湿热去，湿热去而大便实矣。痰出于胃，而便实于大肠，岂非手足阳明之气实乎？若止是湿痰而已，则芩、连、山栀何为用之哉？且此后日以黄连三钱泡汤饮之而安，其热也为何如。然其形必壮，其脉必实，故治法如此。

一儒者，善饮，便滑，溺涩，食减胸满，腿足渐肿。症属脾肾虚寒，用加减金匮肾气丸，食进肿消。更用八味丸，胃强脾健而愈。

崧疏曰：以善饮之人患此诸症，未始非湿热所为。其溺涩腿肿，湿热下流者有之，何以知其为脾肾虚寒耶？意其人必脉微面惨，体倦神疲，足冷畏寒，少食踡卧者也。即酒之湿热所以不化者，良由脾土之虚而不能运行也。脾土虚而至于溺涩腿肿，良由肾火之衰而不能气化也。斯时徒从脾经升补无益，故必用肾气丸与八味丸以益火生土，则肾得气化，而脾得运行，斯湿热得去矣。夫肾气治火虚水肿之方，八味治肾虚火衰之方，未尝可治酒客湿热之症。不知治病，但论本原，初不可以善饮之故，而谓其不宜于温热之剂也。

一男子，清晨或五更吐痰，或有酸味。此是脾气虚弱，用六君送四神丸而愈。若脾气郁滞，用二陈加桔梗、山栀送香连丸。若郁结伤脾，用归脾汤送香连丸。若胸膈不舒，归脾加柴

胡、山栀送左金丸。若胃气虚，津液不能运化，用补中益气送左金丸。

崧疏曰：此案必有遗文，其清晨或五更不特吐痰而已，当必有泄泻一症在内。何也？盖此案既列在泄泻门中，而四神丸、香连丸非治痰之药，实治泄之方也，而四神丸又属清晨五更泄之的方故耳。至于酸味，实为肝木之味，此皆木郁土中之明验，故下文详及左金丸者，为此故也。

一羽士[①]，停食泄泻，自用四苓、黄连、枳实、曲蘖，益甚。余曰：此脾肾泄也，当用六君加姜、桂送四神丸。不信，又用沉香化气丸一服，卧床不食，咳则粪出，几至危殆，终践余言而愈。盖化气之剂，峻厉猛烈，无经不伤，无脏不损，岂宜轻服。

崧疏曰：停食作泻，不过消食止泻及利小便而已。即用前药而益甚，亦不过健脾补气，或用升提而已。何以即断之为脾肾泻，而即当温补脾经，兼温补肾经之剂耶？要知停食作泻，宜用前药，宜用而用之不宜，即为脾肾泻矣。不必定以五更清晨泻，方为脾肾泻也。然必有虚寒脉症可凭，未可臆度也。至于咳则粪出，予按《内经》有五脏之久咳乃移于六腑之说。其曰：肺咳不已，则大肠受之，大肠咳状，咳而遗矢。其曰：肾咳不已，则膀胱受之，膀胱咳状，咳而遗溺。而治法则肺咳用麻黄汤，大肠咳用赤石脂禹余粮汤，肾咳用麻黄附子细辛汤，膀胱咳用茯苓甘草汤云云。此皆仲景之方，从伤寒例用药也。不然以肺脏之咳，当补肺气，何敢用麻黄汤乎？肾脏之咳，当

---

① 羽士：道士。

补肾阴，何敢用麻黄附子细辛汤乎？故予以为遗矢遗溺之咳，属脏腑之虚损者正多。要知咳而遗矢，虽云大肠受之，而肺与大肠为表里，肺气虚则大肠之气不固，故咳而矢为之遗也，法当大补肺气为主，不必专问大肠。即如膀胱之咳而遗溺，亦由肾气大虚之故，法当峻补肾气为主，又何问于膀胱乎？而予又以为肾主二便，咳而致于或遗溺或遗矢，皆属肾气虚所致，法当专主补肾，故先生既用六君，即兼用四神，其理自可见也。

嘉靖乙未，绍患肝木克脾，面赤生风，大肠燥结，炎火冲上，久之遂致脏毒下血，肠鸣溏泄，腹胀喘急，驯至绝谷，濒于殆矣。诸医方以枳实、黄连之剂投之，展转增剧。乃求治于立斋先生，先生曰：尔病脾肾两虚，内真寒而外虚热，法当温补。遂以参术为君，山药、黄芪、肉果、姜、附为臣，茱萸、骨脂、五味、归、苓为佐，治十剂，俾以次服之。诸医皆曰：此火病也，以火济火可乎？绍雅信先生，不为动，服之浃旬[①]，尽剂而血止，诸疾遄已。先是三年前，先生过绍，谓曰：尔面部赤风，脾胃病也，不治将深。予心忧之而怠缓以须，疾发又惑于众论，几至不救。微先生，吾其土矣。呜呼！先生之术亦神矣哉！绍无以报盛德，敬述梗概，求附案末，以为四方抱患者告，庶用垂惠于无穷云。长洲朱绍。

崧疏曰：此案虽曰脾肾两虚，究竟脾虚为重。始曰肝木克脾，终曰面部赤风脾胃病也。而所用之药，又温补脾胃为主。独是以面赤生风，大便燥结，炎火冲上，脏毒下血，肠鸣喘急等症，皆属内热无疑。而先生独曰：内真寒而外虚热者。何处

① 浃旬：一旬，十天。

立见耶？岂以脉象得之乎？抑以枳实、黄连反之乎？予细详书法，在“久之遂致”四字。夫初病之面赤生风，是为肝经自动之风，风夹火上，故面为之赤。此症立斋已明言脾胃病矣，盖肝木自生风火，势必凌侮脾胃之土故也。未几而大肠燥结，脾胃之阴已为风火所耗。未几而炎火冲上，阴已愈耗而风火愈旺矣。斯时脾肾未至两虚，亦未至内真寒，而外虚热也。所用枳实、黄连，虽未中的，然无大害，但久之而枳实、黄连辈服之既多，遂致实变为虚，热化为寒。于是脏毒下血等症发，皆脾肾虚寒之故。是枳实、黄连已投于“久之”之前，并投于“遂致”之后，故曰展转增剧也。此所以先生遂定为脾肾两虚，内真寒而外虚热云尔。

脾胃亏损停食痢疾等症

崔司空[1]，年逾六旬，患痢赤白，里急后重。此湿热壅滞，用芍药汤内加大黄二钱，一剂减半，又剂全愈。惟急重未止，此脾气下陷，用补中益气汤送香连丸而愈。

崧疏曰：年逾六旬，元气之虚可知，其敢用大黄者，偶因湿热独盛故耳。嗣后急重未止，即易补中，岂非本来之虚即现乎？不然则急重之未止，未必非湿热之余气也。予读此案而得治法之妙。盖元气虽虚，而邪气正盛之时，不得不用推荡之法。及邪气已退，而元气未复之时，不妨即用补益之法，攻补迭用，捷如转丸，如此大黄之后，即继参、芪，不特世眼有疑，医者亦多惑矣。

---

① 司空：明代对工部尚书之称。

罗给事[1]，小腹急痛，大便欲去不去。此脾肾气虚而下陷也，用补中益气送八味丸，二剂而愈。此等症候，因痢药致损元气，肢体肿胀而死者，不可枚举。

崧疏曰：大便欲去不去，大概皆以为气滞大肠之故，欲用调气之药，如木香、槟榔之类。况小腹急痛者乎？明眼者知其为脾气下陷，当用升补，而不知有命门火衰，不能气化，故欲去不去也。如此用药之法，亦须以形脉参之，非必然之例，但此案原非痢疾可比。观其序症，止曰小腹急痛，大便欲去不去而已。初无患痢赤白之文，故又曰此等症候因痢药致损云云，是似痢而实非痢也。

少宗伯[2]顾东江，停食患痢，腹痛下坠。或用疏导之剂，两足胀肿，食少体倦，烦热作渴，脉洪数，按之微细。余以六君子加姜、桂各二钱，吴茱、五味各一钱，煎熟冷服之即睡，觉而诸症顿退，再剂全退。此假热而治以假寒也。

崧疏曰：此案以初症而论，固当用疏导之剂，及用之而两足肿胀等症现，是亦脾虚元气下陷症耳。虽有烦热作渴，何禁其无虚中之热乎？以寻常而论，当用补中益气汤加麦冬、五味治之。其如脉得洪数，按之微细，此假热之验也。予然后知假热之不可骤尔升提也，予然后知假热之不可略兼清润也。盖假热外现，内必有真寒，升提之而假热愈假，清润之而真寒更真矣。然予观补中益气治法，有口干、发热及脉洪大无力之句，较之此，似亦可用。曰：口干发热也，非烦热作渴也；洪大无

① 给事：即给事中。明代在六部皆设给事中，掌纠察。

② 少宗伯：明代对礼部侍郎之称。

力也，非洪数按之微细也。夫口干发热与洪大无力，内外皆虚热也。烦热作渴与洪数按之微细，实虚阳上泛矣。故不可从补中，而从六君也，故不从清补，而从温补也。

太常①边华泉，呕吐不食，腹痛后重。自用大黄等药一剂，腹痛益甚，自汗发热，昏愦脉大。余用参、术各一两，炙甘草、炮姜各三钱，升麻一钱，一锺而苏，又用补中益气加炮姜二剂而愈。

崧疏曰：夫呕吐不食，食伤于胃也；腹痛后重，积滞于肠也。纵或不虚，亦宜消食导滞，缓缓而治，何必即用大黄等药。用之而腹痛益甚，中气虚寒可知。中气虚寒，而至于自汗发热昏愦，几成亡阳之意。所幸者脉但大而已，不致于脱也，犹可挽回。挽回之法，须温补其阳气，此阳不在于肾，此气不在于肺，而实在于脾胃。何也？盖呕吐不食，腹痛后重，业已病在脾胃。而况自用大黄等药，正复伤脾胃之阳气，故有腹痛益甚等症之变，虽自汗发热昏愦，要皆从脾胃之阳气虚寒所致，故不用芪附、参附，而用理中，但重大其剂，即为挽回。而升麻之加，一则原有后重，一则大黄之后，元气更陷矣。独是自汗昏愦之时，炮姜、升麻似属不可，不知治病须寻其源，既已寻见其脾胃虚寒而下陷，则虽变症百出不顾也。况乎此处，自汗原非肺绝，昏愦原非火泛，何以知之？以脉大知之。若自汗属于肺绝，其脉当脱，昏愦属于火泛，其脉当空，今不过曰大而已，故知其非也。

---

① 太常：官职名，掌建邦之天地、神祇、人鬼之礼，吉凶宾军嘉礼以及玉帛钟鼓等宗庙礼仪之事。

廷评曲汝为，食后入房，翌午①腹痛，去后似痢非痢，次日下皆脓血，烦热作渴，神思昏倦。用四神丸一服顿减，又用八味丸料加五味、吴茱、骨脂、肉蔻，二剂痊愈。

嵇疏曰：此案虽云入房之后即得是症，宜从阴治，以补真火为主。然尽有水虚火旺者，当补水以制火，而况烦热作渴，神思昏倦，未必非火旺之故。今断然以四神丸、八味丸治之而愈者，其必有色脉可据耶。然予谓入房之后，肾固虚矣，而脓血之积，其来必久，特因入房后动之而发耳。自当逐去旧积，后补新虚。何以即用大补大热之剂，全不顾积之有无耶？虽然，虚而至于真火衰微矣，何暇更问其积，但当详审细察，而后用之，不可孟浪也。

判官汪天锡，年六十余，患痢，腹痛后重，热渴引冷，饮食不进。用芍药汤内加大黄一两，四剂稍应，仍用前药，大黄减半，数剂而愈。此等元气百无一二。

嵇疏曰：治痢大法，疏导为先。经曰：无积不成痢②。刘河间曰：暴注下迫，皆属于火。张子和曰：痢者溲数而便脓血，知气滞其血也，通利为先，不可擅用补涩。丹溪曰：养血则便脓自愈，调气则后重自除。后重则宜下，下以大黄、槟榔；腹痛则宜和，和以芍药、厚朴云云。此近世所以用芍药汤为治痢之先剂。甚者每加大黄，然不过一二钱而已，未有若此案之加大黄一两也。而且一剂不已，至于四剂，四剂而不过曰稍应，又复减半至于数剂而后愈。噫！亦奇矣！以六十余岁之老人，

① 翌午：次日午后。
② 无积不成痢：语出《仁斋直指方》卷二。

且饮食不进者，何以用药若是耶？岂以热渴引冷为可据耶？是必有精神可凭，脉气可证，非浪投也。读此案及前曲汝为案，知先生垂训之法隐然言外。治病当随症用药，其攻补寒热，不可偏执常见，亦不可畏惧延缓。故以曲汝为之大补大热之法案于前，即以汪天锡之大攻大寒之法案于后。

通判[①]薛允頫，下血。服犀角地黄汤等药，其血愈多，形体消瘦，发热少食，里急后重。此脾气下陷，余用补中益气加炮姜，一剂而愈。

嵇疏曰：犀角地黄汤原为血症所需，然必肠胃有实火者宜之，非血症必有火，有火必属实，动辄用之者也。此案但言下血，而不言热症，即不宜此方之寒凉矣。服之而其血愈多，岂非寒凉损伤其脾胃之气乎，因之而形体消瘦等症现，得不为脾气下陷，而当用补中益气哉。加炮姜者，虽因寒凉损伤而设，亦由其能止血退热故也。一剂而愈，知非脾胃之气素虚者，特因前方偶虚之耳。噫！偶虚之者尚尔多变，而况有素虚者乎！甚矣，药之不可乱投也。

一上舍，患痢后重，自知医，用芍药汤，后重益甚，饮食少思，腹寒肢冷。余以为脾胃亏损，用六君加木香、炮姜二剂而愈。

嵇疏曰：芍药汤治痢，自是常法，然服之而后重益甚，更加虚寒之症叠出，则望而知其为脾胃亏损且寒矣，六君加木香、

---

① 通判：《内科摘要》作“通府”。明各府置通判，分掌粮运、水利、屯田、牧马、江海防务等事。

炮姜其可免乎？但肢冷似属肾火虚症，不知脾主四肢，若肾火虚则冷不止于肢矣。独疑此案有后重及后重益甚之文似脾气下陷矣，当亦用补中益气加姜、桂治之。然而细阅前后全案，有可得而解者请言之，盖痢者积滞也，凡积滞正多之时，虽元气下陷，未可升提。故崔司空之用补中，在全愈后惟急重未止时用之也；罗给事之用补中，在小腹急痛，大便欲去不去，不言患痢用之也；边华泉之用升麻，亦不言患痢；薛允頫之用补中，是下血而非患痢；及顾东江腹痛下坠，两足肿胀，因患痢未愈，故不用补中。以是而论，其不用补中之意，从可解矣。推之于后，如一老妇明言属脾气下陷，亦因患痢未愈，故不用补中。先母亦患痢腹痛，不言下陷，而用升麻者，以手按腹，痛稍止，知其无大积滞故也。

一老人，素以酒乳同饮，去后似痢非痢，胸膈不宽，用痰痢等药不效。余思本草云：酒不与乳同饮，为得酸则凝结，得苦则行散。遂以茶茗为丸，用清茶送五十丸，不数服而瘥。

崧疏曰：此案治法之变者也，然亦精神健旺，色脉俱实者宜之。嶟璜谓此案与前曲汝为、薛允頫二案皆似痢非痢，当从别治。

一老妇，食后因怒患痢，里急后重。属脾气下陷，与大剂六君加附子、肉蔻、煨木香各一钱，吴茱五分，骨脂、五味各一钱五分，二剂诸症悉退。惟小腹胀闷，此肝气滞于脾也，与调中益气加附子、木香五分，四剂而愈。后口内觉咸，此肾虚水泛，与六味地黄丸，二剂顿愈。

崧疏曰：此案既云脾气下陷，则当用补中益气以升提之，何故只用六君，且加以极温热之品？亦何所见而知其虚且寒也？其必有虚寒之色脉可据耶，不然，食后因怒之症，往往皆是，岂必尽若是治法乎？夫既已知其脾胃虚寒之症，而必加附子、骨脂、五味者，是肾亦虚寒矣。肾亦虚寒则根本已蹶，虽脾气下陷不可升提，故直温补之，温补其气，则气自能上腾，不必升提也。其后肝气郁于脾中，不得不条达其肝气，然不用补中而用调中者调中散气之力胜也，加附子、增木香者仍不忘脾肾之寒也。至于口内觉咸，肾阴虚而然，胃阴虚者亦然，此其故固前方皆补胃气与肾火者也，气与火属阳，阳与阴互相为根，阳偏于旺而阴自虚。是以肾中之水被火直逼于上，与胃中之火相合，而口为之咸也。六味丸虽补肾水，未尝不补胃阴，盖肾水足，肾火自降，胃火亦清，而胃阴亦得其荫矣。然予又有推而进之之说，大概肝气郁于脾者，其胀闷在肚腹，不在小腹，以小腹属肝不属脾也。若小腹胀闷，是肝气自陷于肝，肝属血，当用逍遥散治之。不知肝有气血之分，肝气郁于血分者宜用逍遥，从肝经血分条达之；肝气郁于气分者宜用调中，从脾经气分条达之。于是而知肝气既郁，皆郁脾中，初不论肚腹与小腹，故逍遥虽从血分，亦有白术、茯苓以顾其脾气也。又肾虚水泛者当是肾经火衰之症，宜用八味丸治之，然前曾用附子、骨脂、五味等，皆能入肾壮火，则火是不衰，独未曾补肾之阴，故肾阴虚而水之味上泛耳。此是肾火偏旺而肾水独虚之故，故以六味丸主之。若所谓八味丸治肾虚水泛者，治水泛为痰之法，非徒口内觉咸也。

先母年八十，仲夏患痢腹痛，作呕不食，热渴引汤，手按腹痛稍止，脉鼓指而有力。真气虚而邪气实也，急用人参五钱，白术、茯苓各三钱，陈皮、升麻、附子、炙甘草各一钱，服之睡，觉索食，脉症顿退，再剂而安，此取症不取脉也。凡暴病，毋论其脉，当从其症。时石阁老①太夫人其年岁、脉症皆同，彼乃专治其痢，遂致不起。

崧疏曰：此案之能真知其真气虚者，在年八十，一也；热渴引汤，二也；手按腹痛稍止，三也。有此三者，其脉虽鼓指有力，是为枯劲无神之脉，非有余也。盖未有鼓指有力之脉而现诸虚症者，虽曰邪气实，而所用之药，独补真气，是可知矣。予尝谓脉之一道，贵乎有神，神者和柔圆润之象也。若所云鼓指有力，乃气血虚而津液少，不能滋养筋脉，故现此枯劲无神之象。正如无滋之木挺直硬急之意耳，为大虚之候，非实脉也。故不论现症之虚实，并不论脉象之大小，若见此枯劲无神者，总作虚治之，虽有邪气，以补为主。要非取症不取脉，亦非暴病毋论其脉当从其症之说所同论也，此是治时症六淫邪气之法。若此案，正取症而复取脉，从症而复从脉者矣。不然，何以服大温补之药而曰脉症顿退。此脉若属实而有余，何以与症同退耶。

横塘陈梓园，年六十，面带赤色，吐痰口干，或时作泻。癸卯春就诊，谓余曰：仆之症，或以为脾经湿热，痰火作泻，率用二陈、黄连、枳实、神曲、麦芽、白术、柴胡之类，不应。何也？余脉之，左关弦紧，肾水不能生肝木也，右关弦大，肝木乘克脾土也。此乃脾肾亏损，不能生克制化，当滋化源。不信，余谓其甥朱太守阳山曰：令舅不久当殒于痢。至甲辰夏果

① 阁老：明代俗称内阁大学士及翰林学士入阁办事者为“阁老”。

患痢而殁。

崧疏曰：以此症论之，未始非脾经湿热，及至服去湿热之药而不应，则当改涂易辙矣。乃诊其脉而左关弦紧，右关弦大，其为脾肾亏损决然无疑矣。昧者见左关弦紧，误以为肝木有余，殊不知肝木失养，正是其不足处也；见右关弦大，误以为脾土敦阜，殊不知脾土受侮，正是其卑监处也。非滋化源，何由而愈。盖木之化源在水，而土之化源在火，水火同宫，此八味丸所以滋先天之化源也。又水之化源在金，而金之化源在土，土金一体，此补中益气汤所以滋后天之化源也。然又有进于此者，不特生我者谓之化源，即克我者亦谓之化源。如木得水生而克土，土既虚则金失其所生，而不能制木，致木寡于畏，益肆其克土之势，而木亦因之抑郁困顿于土中，不能自遂其条达之性，是木土同毙也，强弱同尽也。故培土生金，金旺能制木而土去其仇，金旺则能生水而木得其养，是金一旺而木土皆安矣。五行以此类推，生克皆为化源，故曰不能生克制化，当滋化源也。夫五行之所以终天地而不堕者，惟此生克制化之权耳。若有生而无克，何以制化耶？

脾胃亏损疟疾寒热等症

冬官①朱省庵，停食感寒而患疟。自用清脾截疟二药，食后腹胀，时或作痛。服二陈、黄连、枳实之类，小腹重坠，腿足浮肿。加白术、山楂，吐食未化。谓余曰：何也？余曰：食后胀痛，乃脾虚不能克化也；小腹重坠，乃脾虚不能升举也；腿足浮肿，乃脾虚不能运行也；吐食不消，乃脾胃虚寒无火也。

---

① 冬官：工部官员。

治以补中益气汤加吴茱、炮姜、木香、肉桂，一剂诸症顿退，饮食顿加，不数剂而痊。大凡停食之症，宜用六君、枳实、厚朴；若食已消而不愈，用六君子汤；若内伤外感，用藿香正气散；若内伤多而外感少，用人参养胃汤；若劳伤元气兼外感，用补中益气加川芎；若劳伤元气兼停食，补中益气加神曲、陈皮；若气恼兼食，用六君加香附、山栀；若咽酸或食后口酸，当节饮食；病作时大热躁渴，以姜汤乘热饮之，此截疟之良法也。每见发时饮啖生冷物者病或少愈，多致脾虚胃损，往往不治。大抵内伤饮食者必恶食，外感风寒者不恶食。审系劳伤元气，虽有百症，但用补中益气汤，其病自愈。其属外感者主以补养，佐以解散，其邪自退。若外邪既退，即补中益气以实其表；若邪去而不实其表，或过用发表亏损脾胃，皆致绵延难治。凡此不问阴阳日夜所发，皆宜补中益气，此不截之截也。夫人以脾胃为主，未有脾胃实而患疟痢者。若专主发表攻里、降火导痰，是治其末而忘其本。前所云乃疟之大略，如不应，当分六经表里而治之，说见各方。

崧疏曰：此案因停食感寒而患疟，则其病在脾胃也可知；因自用清脾截疟之药而变症甚剧，则其病在脾胃之虚寒也可知。虽不言脉而症则无疑，先生明疏病情，嘉惠后学多矣。至于大凡已下所论，皆以脾胃虚者言之，非所以概于诸疟也。予谓疟疾一症，虽本于脾胃虚者为多，盖脾主信①，而寒热则属肝胆，是以每多木乘土症。然本于肾虚者更多，肾主闭藏，不能闭藏，则邪气易入而深藏之，久而发为寒热，是水不能生木也。虽然，

① 脾主信：《说文解字》徐注“脾主信藏志，信生于土”。另有五行五德说，认为“肝主仁，心主礼，脾主信，肺主义，肾主智”。

疟症必有外邪，如风、寒、暑、湿之气夹杂而生，故宜先分六经表里而治之。虽云六经表里，大概多在少阳、阳明半表半里之间，是以治法不离乎小柴胡加减和解之方。不应，然后从虚治，如脾胃虚者以补中益气汤加减为主，如肾虚者以六味加减为主，虚而寒者悉加温热之品。若先生所云先以补虚为主，如不应当分六经表里而治之，未免倒置矣。

大尹曹时明，患疟寒热。用止截之剂，反发热恶寒，饮食少思，神思甚倦，其脉或浮洪或微细。此阳气虚寒，余用补中益气内参、芪、归、术各加三钱，甘草一钱五分，加炮姜、附子各一钱，一剂而寒热止，数剂而元气复。

崧疏曰：此案用止截之剂，而变症百出，症既属虚，脉更无主，宜乎温补见功。然亦有误用止截而邪气闭塞者，法当疏表散邪、清内通塞为主。然必无如是症，如是脉也，常见脉之隐现不定，旦夕更象，时大时小，或强或弱者，初无定见。要知此皆阳气虚寒，神无主宰之故，不论何症，总宜温补而已。

一儒者，秋患寒热，至春未愈，胸痞腹胀。余用人参二两，生姜二两煨熟，煎顿服，寒热即止。更以调中益气加半夏、茯苓、炮姜数剂，元气顿复。后任县尹①，每饮食劳倦疾作，服前药即愈。大凡久疟乃属元气虚寒，盖气虚则寒，血虚则热，胃虚则恶寒，脾虚则发热，阴火下流则寒热交作，或吐涎不食，泄泻腹痛，手足逆冷，寒战如栗。若误投以清脾、截疟二饮，多致不起。

---

① 县尹：明代知县的别称。

崧疏曰：人参、煨姜各二两，此方原治夫胃家阳气虚寒症，然非大虚而病久者不可用，其煨姜多至二两，颇能戟喉。若有是症，何不用补中益气加煨姜数片，或六君子加升、柴、煨姜缓以图之，未始不可也。此案能用之者，以其病自秋至春之久故耳，久而尚觉胸痞腹胀，自是脾胃气虚不运之故。然久而不愈，未免有痰凝湿滞于中宫。古人云：无痰不成疟。又云：疟久不愈，内必有根。痰湿者，非疟之根乎？故不用补中而用调中，且加以半夏、茯苓、炮姜者，是有痰湿之根者宜之也。至于大凡久疟以下所论，则纯以脾胃虚者言耳，是论久疟，非论调中。若所谓阴火下流者，盖阴火是脾火，脾属太阴故也。下流是下脱，惟下脱故现诸虚寒症，是当用大温大补之剂。或宜升，或不宜升，须在相机而用，故不载当用何方，只云不可误投清脾、截疟耳。

一上舍，每至夏秋，非停食作泻，必疟痢霍乱，遇劳吐痰，头眩体倦，发热恶寒。用四物、二陈、芩、连、枳实、山栀之类，患疟服止截之药，前症益甚，时或遍身如芒刺然。余以补中益气汤加茯苓、半夏，内参、芪各用三钱，归、术各二钱，十余剂少愈，若间断其药，诸病仍至，连服三十余剂全愈。又服还少丹半载，形体充实。

崧疏曰：此案病在脾胃气虚，而有湿热之积气者也。大凡病之必至是时而发者，皆属脾经气血虚而有积气隐伏于内，盖脾属土而主信，故不爽其期。积气隐伏于内，如草根之隐伏于土中，至春必发，若无根在内，则何发之有。故治应期而发之症，当随其症而补之，兼消积气之品，以潜消默夺之。此案每至夏秋，正长夏湿土司令之时，非停食作泻，必疟痢霍乱，是皆病在脾胃，而有湿热之积气故也。至于遇劳吐痰、头眩诸症者则脾胃之气虚为多，故宜于补气，不宜于补血，宜于温升，不宜于寒攻，是以用四物等类及止疟之药而致前症益甚也。若所谓遍身如芒刺然者，此是肺气大虚，不能外卫其皮毛之故。盖土虚则金亦虚，内虚则外亦虚也，故以补中益气，培用补气之品以大补之。然以其应期而发，必有积气，故加茯苓、半夏以消之。如此大补，服至三十余剂而后全愈，其虚可知，虚则当补其母，故复用还少丹。

一妇人，疟久不愈，发后口干倦甚。用七味白术散加麦冬、五味作大剂，煎与恣饮，再发稍可，乃用补中益气汤加茯苓、半夏，十余剂而愈。凡截疟，余常以参、术各一两，生姜四两煨熟，煎服即止，或以大剂补中益气加煨姜尤效，生姜[①]亦效。

崧疏曰：此案胃虚而津液不能上潮于肺之症也。夫口干倦甚，疟所必然，但在正发时则有虚而或亦有实，若在发后则有虚而未尝有实矣。何也？盖正发时而然者，或有邪气劫其津液而口干，邪气胜其元气而倦甚，则补养之中当兼散邪。今以发后而然，则邪气已退而独元气不敷矣，故惟补养而已。然发后暂时而然者未必是虚，暴疟之后，势所必然。若整日连夜而然者，必定是虚矣。若夫七味白术散一方，原治泻而口干，属中气亏损、津液短少之症。今移治疟后口干，足征运用之妙。盖疟与泻虽不同，而中气亏损，津液短少则同也，加以麦、味，又见加减之妙，盖泻自不可兼有用清润，而疟又不可独行温燥也。及再发稍可，仍用补中加味者，疟疾之根自当清散，而脾

---

① 生姜：《内科摘要》此下有“一味”二字。

经之气自当温升也。是知前剂所以治标，后剂所以治本耳。至于所云截疟之法，亦当因症而施，未可为必然之例。凡疟之来，岂无风寒暑湿之分，气血阴阳之异乎？惟元气虚，而寒邪伏之者为宜。

东洞庭马志卿，疟后形体骨立，发热恶寒，食少体倦。用补中益气内参、芪、归、术各加三钱，甘草一钱五分，炮姜二钱，一剂而寒热止，数剂而元气复。

崧疏曰：此案之宜大补也，人皆知之，而况得之疟后乎？然以形体骨立，是形与精皆不足也。形不足者，当补之以气，精不足者，则当补之以味。味者补阴之品也，补中益气独能补脾胃之气，而不能补肝肾之阴，先生何以独用之乎？盖因食少体倦故耳，凡病至食少体倦，则脾胃之气已虚，脾胃气虚则阴药不可骤用，以泥滞之性有碍于食少之人也。故先生每于食少体倦四字为补气补血之标准，宜知此意。

一妇人，久患寒热。服清脾饮之类，胸膈饱胀，饮食减少。余用调中益气加茯苓、半夏、炮姜各一钱，二剂而痊。

崧疏曰：此案久患寒热，知非疟疾可比。何至服疟疾之药反得胸膈饱胀、饮食减少者，是脾胃之气为药所伤耳。夫久患寒热，亦是妇人之常病，其气血未必大损。且有抑郁停滞者，每多此症，故先生只用调中益气汤二剂而愈。不然，饮食减少之症，若属于脾胃元气亏损者，何能速愈至此耶？要知此饮食减少，在服清脾饮之后，不在患寒热之时则未服清脾饮前，其饮食未尝减少可知，故不用补中益气汤。

一妇人，劳役停食患疟。或用消导止截，饮食少思，体瘦腹胀。余以补中益气倍用参、芪、归、术、甘草，加茯苓、半夏各一钱五分，炮姜五钱，一剂顿安。又以前药炮姜用一钱，不数剂元气复而全愈。

崧疏曰：此案当以劳役二字为主，夫人既劳役，则其脾胃之气已虚矣。停食患疟，虽为邪气有余，然本实先拨，何可不顾耶。细详此案与前案，同是误服药饵，以致食少腹胀之症，用药亦颇相同。而此案温补之势更数倍于前案，要知亦以劳役二字为病之本耳，治病之工可不审病人之劳逸乎？

脾肺亏损咳嗽痰喘等症

大参①李北泉，时唾痰涎，内热作渴，肢体倦怠，劳而足热。用清气化痰益甚，余曰：此肾水泛而为痰，法当补肾。不信，另进滚痰丸一服，吐泻不止，饮食不入，头晕眼闭，始信。余用六君子汤数剂，胃气渐复，却用六味丸，月余诸症悉愈。

崧疏曰：此案以时唾痰涎、内热作渴而言，似宜清气化痰之剂，然以肢体倦怠言之，则已属脾胃气虚矣，劳而足热言之，则已属肾水不足矣，合之时唾痰涎、内热作渴之症，岂非肾水泛而为痰乎。乃进滚痰丸而气虚之症悉具，斯时胃气更急，故先六君以救胃气，后用六味饮以治本来也。然肾水之所以泛而为痰者，良由脾胃土虚不能制水故耳。是以既欲补肾，原当先补脾胃，相制正所以相济也。

① 大参：参政的别称，明代布政使的下属官员。

鸿胪[1]苏龙溪，咳嗽气喘，鼻塞流涕。余用参苏饮一剂，以散寒邪，更用补中益气以实腠理而愈。后因劳怒仍作，自用前饮益甚，加黄连、枳实，腹胀不食，小便短少。服二陈、四苓，前症愈剧，小便不通。余曰：腹胀不食，脾胃虚也；小便短少，肺肾虚也，悉因攻伐所致。投以六君加黄芪、炮姜、五味，二剂诸症顿退。再用补中益气加炮姜、五味，数剂全愈。

崧疏曰：此案以鼻塞流涕之故，知其有寒邪，故用参苏以散之。然必预有脾肺气虚之征，故继之以补中益气而愈。后因劳则脾胃复伤，因怒则土受木克矣，何不用补中而反用参苏？且更加黄连、枳实，宁不重伤脾肺乎？至于现症虽有肾虚一说，然究不越脾胃土虚，不能生肺金，金虚不能生肾水，溯流从源，只补其土金而水自得生。故惟用六君补中为主，而加五味子以生水而已。若庸工遇此，鲜不以金匮肾气丸为对症之方，然不知腹胀不食之症，宜乎先用六君运之，并不宜先用补中提之，而况肾气丸泥滞窒塞之品乎？此医道之精微，其间不容以寸。

地官[2]李北川，每劳咳嗽，余用补中益气汤即愈。一日复作，自用参苏饮，益甚。更服人参败毒散，项强口噤，腰背反张。余曰：此误汗亡津液而变痉矣。仍以前汤加附子一钱，四剂而痊。感冒咳嗽，若误行发汗过多，喘促呼吸不利，吐痰不止，必患肺痈矣。

崧疏曰：此案只每劳二字，足以见其气之虚矣。用补中益气，治气虚之方也，业已用之而得效。奈何复作而反用发散之

---

① 鸿胪：鸿胪寺，明代掌管朝会、筵席、祭祀赞相礼仪的机构。
② 地官：户部官员。

药，以致津液暴亡，筋脉躁劲而成痉，自取之也。独是补中加附子，乃治误汗亡阳，汗流不止之方。而此症是误汗亡津液，津液，阴类也，法当滋养阴血，以滋润其筋脉，何反用附子以燥益燥乎？岂以气虚为本，而虚甚当补其阳乎？抑以色脉之间，多现阳气之虚，而不现阴血之虚而然乎？郭天阶云：此即仲景真武汤法也，原治误汗亡阳症。此案虽云误汗亡津液，其实将亡阳矣，故用之。

侍御谭希曾，咳嗽吐痰，手足时冷。余以为脾肺虚寒，用补中益气加炮姜而愈。

崧疏曰：此案必有虚寒之色脉可验，不然手足时冷，不无有热厥火郁者乎？嶟璜云：手足时冷，有寒热之分，虚实之异，不可概作虚寒主治。如此案之用补中加炮姜者，大约右脉必虚数、微数，故以补中补其虚，加炮姜退其数耳。

职方[①]王用之，喘嗽作渴，面赤鼻干。余以为脾肺有热，用二陈加芩、连、山栀、桔梗、麦冬而愈。

崧疏曰：此案必有实热之形脉可验，不然面赤口渴，不无有阴虚火旺者乎？嶟璜云：不但面赤口渴非必尽属实火，即喘嗽一症，亦自有寒热虚实之分，气血阴阳之异，如此案之用二陈加清火之品者，大约属痰火症耳，其右脉必洪数有力者也。

佥宪阮君聘，咳嗽面白，鼻流清涕。此脾肺虚而兼外邪，用补中益气加茯苓、半夏、五味治之而愈，又用六君、芎、归

① 职方：明代兵部职方清吏司。

之类而安。

崧疏曰：嶟璜云：此案明系外邪而投补中益气者，乃邪之所凑，其气必虚。所谓养正则邪自退也，脉必见虚微故用之，犹恐邪气乘虚又袭，故加五味子以敛其腠理，盖盗出闭门之意耳。予谓此案：面白者气虚也，鼻流清涕者外邪也，补中益气加味允得其宜。然五味子虽为盗出闭门之法，而初服宜未可用。俟一二剂后，使外邪散去，然后用之，则无敛闭之虞。

司厅陈国华，素阴虚，患咳嗽。以自知医，用发表化痰之剂不应，用清热化痰等药其症愈甚。余曰：此脾肺虚也。不信，用牛黄清心丸，更加胸腹作胀，饮食少思，足三阴虚症悉见。朝用六君、桔梗、升麻、麦冬、五味，补脾土以生肺金，夕用八味丸，补命门火以生脾土，诸症渐愈。经云：不能治其虚，安问其余。此脾土虚不能生肺金而金病，复用前药而反泻其火，吾不得而知也。

崧疏曰：此案素阴虚患咳嗽者，非肾阴虚而相火上炎肺金，即脾阴虚而燥土不生肺金也，斯时宜滋养脾肾之阴，而肺得全其所天矣。奈何茕茕受侮无恃之肺金，不急扶之、培之，而反散之、消之、寒凉之，不特肺更受伤，而肺之母亦受伤，肺母之家，无不受伤矣。斯所以胸腹作胀，饮食少思，足三阴虚症悉见也。六君加味者补肺之母也，八味丸者补肺母之家也，即所谓隔二隔三之法也。甚矣！阴虚之人不可发表、化痰、清热也，而世之人阴虚者皆是，世之医家发表、化痰、清热者亦皆是，世之病人甘受其发表、化痰、清热者无不皆是。悲夫！

中书[1]鲍希伏，素阴虚，患咳嗽。服清气化痰丸及二陈、芩、连之类，痰益甚。用四物、黄柏、知母、元参之类，腹胀咽哑，右关脉浮弦，左尺脉洪大。余曰：脾土既不能生肺金，阴火又从而克之，当滋化源。朝用补中益气汤加山茱、麦冬、五味子，夕用六味地黄丸加五味子，三月余，喜其慎疾得愈。

崧疏曰：此案右关脉浮弦，土虚而木乘矣；左尺脉洪大，阴虚而火旺矣。朝用补中所以补土而去木也，加山茱、麦冬、五味者，不特保肺，亦以之敛降其阴火耳。夕用六味所以补阴而制火也，加五味子者，不特敛火，亦以滋养其水源耳。

武选汪用之，饮食起居失宜，咳嗽吐痰。用化痰发散之药，时仲夏，脉洪数而无力，胸满面赤，吐痰腥臭，汗出不止。余曰：水泛为痰之症而用前剂，是谓重亡津液，得非肺痈乎？不信，仍服前药，翌日果吐脓，脉数左三右寸为甚，始信。用桔梗汤一剂，脓数顿止，再剂全止，面色顿白，仍于忧惶。余曰：此症面白脉涩，不治自愈。又用前药一剂，佐以六味丸治之而痊。

崧疏曰：此案吐痰腥臭，是胃经瘀积之痰火使然，瘀积既久，其浊气熏蒸肺经，势必成痈。是皆肾水亏损，致阳明津液不能流润所致，法当补肾为主。然瘀积未去，补之反害，故先用桔梗汤以开提之，使瘀积去而后以六味补之，斯为正治。虽然，此症有本实先拨之虞，盖中气败坏不运者有之，肾气亏损欲脱者有之，不先补而徒事开提，往往不救也。

---

① 中书：明代内阁所置辅佐主官之官员。

锦衣李大用，素不慎起居，吐痰自汗，咳嗽发热。服二陈、芩、连、枳壳、山栀之类，前症不减，饮食少思。用四物、二陈、芩、连、黄柏、知母、元参之类，前症愈甚，更加胸腹不利，饮食益少，内热晡热。加桑皮、紫苏、杏仁、紫菀、桔梗之类，胸膈膨胀，小便短少。用猪苓、泽泻、白术、茯苓、枳壳、青皮、半夏、黄连、苏子，胸膈痞满，胁肋膨胀，小便不通。加茵陈、葶苈，喘促不卧，饮食不进。余诊之，六脉洪数，肺肾二部尤甚。余曰：脾土既不能生肺金，而心火又乘之，此肺痈之作也。当滋化源，缓则不救。不信，后唾脓痰，复求余治。余曰：胸膈痞满，脾土败也；喘促不卧，肺金败也；小便不通，肾水败也；胁肋膨胀，肝木败也；饮食不化，心火败也；此化源既绝，五脏已败，药岂能生耶？已而果然。

崧疏曰：此案云素不慎起居，知其戕贼不少，而所以奉生之道不能承顺者多矣。及病至而用对病之药以治之，不惟以此药而退此病，反因此药进此病，是其元气无权，化源无主矣。凡病若此，皆不可治，不特咳嗽而已。至于六脉洪数，则五脏皆有火，而肺肾之两部尤甚，当云阴火上乘肺金，非心火也。凡病惟阴火上乘者为难治，盖以清之不可，降之不能。而肾又为先天根本之地，补之又不易充足，故每多不救。若心火乘之，则清之可也，降之可也，补之亦易为力也。然阴火与心火乘克肺金，治之不得其法，多成肺痈。及肺痈成，而元气未惫者可治，今曰化源已绝，五脏已败，则何可治耶。故其死，不死于肺痈，而死于素不慎起居而用药杂乱之故也。

丝客姚荃者，素郁怒，年近六十，脾胃不健。服香燥行气，饮食少思，两胁胀闷。服行气破血，饮食不入，右胁胀痛，喜用手按，彼疑为膈气痰饮内伤。余曰：乃肝木克脾土，而脾土不能生肺金也，若内有瘀血，虽单衣亦不敢着肉。用滋化源之药，四剂诸症顿退。彼以为愈，余曰：火令在迩，当补脾土以保肺金。彼不信，后复作，另用痰火之剂益甚，求治。左关右寸滑数，此肺内溃矣。仍不信，乃服前药，更吐秽脓而殁。

崧疏曰：此案素郁怒，则肝木不能条达，其势必下克脾土，此脾胃不健之所由来也。然肝木既郁，则木中之火亦郁，而肝脾皆阴脏主血，血被郁火销铄，而肝脾同归于燥，斯时宜疏肝补脾，养血清铄为主。奈何反用香燥行气之药，又用行气破血之品，以致脾胃不健者，变为饮食少思，再变为饮食不入，两胁胀满者变为右胁胀痛，可谓日深一日矣。而更有疑于隔气痰饮，亦惑之甚矣，且痛处喜用手按，其虚实立辨，不必以单衣不敢着肉而后致明也。及滋化源愈后复作，仍蹈前辙，用痰火之药，以致肺溃而殁，谁之过欤？至于脉之左关右寸滑数，则肝火乘肺金之象，甚矣！肺为娇脏，五火皆能伤之，可不慎欤。

学士吴北川，过饮痰壅，舌本强硬。服降火化痰药，痰气益甚，肢体不遂。余作脾虚湿热治之而愈。

崧疏曰：善饮者，大概多湿热，而况过饮乎。以过饮而痰壅，大概多湿热之痰，降火化痰药虽未中肯綮，然亦不甚相远，何至痰气益甚，肢体不遂耶？于是而见舌本强硬，虽曰痰壅之故，要非脾虚者不致此。盖以脾之大络，统于舌本故也。脾虚湿热，治以何方？予见前第一篇内伤外感中，一男子善饮，舌本强硬，语言不清一案，亦作脾虚湿热治，以补中益气加神曲、麦芽、干葛、泽泻，比例而推，亦可用也。更有清燥汤一方，原治脾虚湿热症，可采用之。

上舍史瞻之，每至春咳嗽，用参苏饮加芩、连、桑、杏乃愈。乙巳春患之，用前药益甚，更加喉瘖，就治，左尺洪数而无力。余曰：此是肾经阴火刑①克肺金，当滋化源。遂以六味丸料加麦冬、五味、炒栀，及补中益气汤而愈。

崧疏曰：此案每至春咳嗽，则知其为肝火上逆肺金也。肝经之所以生火者，皆由肾水不足，不能生木，致木劲而生火也。久之则肾水益虚，则肾经亦有火矣，肾经之火当壮水以制之。若仍用前发散寒凉之品，则肺气愈虚而阴火被遏，宜乎咳嗽益甚，而更加喉瘖也。是瘖也，不特水虚，亦且金破，故既用六味以壮水，更用补中以补金。然必先用六味，后继补中者，盖此案以水虚为本，金破为标也。况肺中既有阴火，不先壮水以制之，则参、术、升、柴适所以助之耳。此先后之序也。

儒者张克明，咳嗽，用二陈、芩、连、枳壳，胸满气喘，侵晨吐痰。加苏子、杏仁，口出痰涎，口干作渴。余曰：侵晨吐痰，脾虚不能消化饮食；胸满气喘，脾虚不能生肺金；涎沫自出，脾虚不能收摄；口干作渴，脾虚不能生津液。遂用六君加炮姜、肉果，温补脾胃，更用八味丸以补土母而愈。

崧疏曰：此案因服芩、连而症剧，其属脾胃虚寒也固矣，此六君加炮姜、肉果之所以宜用也。独口干作渴四字，虽曰脾虚不能生津液，然半夏、炮姜何敢用乎？岂以脾气为寒凉所伤，不能薰蒸津液以潮润肺金，故温之使其气化乎？抑胃家之津液为寒凉所滞，聚而为痰涎，不能游溢敷布以灌溉肺金，故燥之适所以润之乎？然予每用之反增干咳，痰不能出，兼之口干咽

① 刑：原作“形”，据《内科摘要》改。

燥者多矣。宜详审而用之，未可以为必然也。嶟璜云：此案用六君加炮姜、肉果者，必有大便不实一症夹之也，不然，或咳而遗矢者也。

一男子，夏月吐痰或嗽，用胃火药不应。余以为火乘肺金，用麦门冬汤而愈。后因劳复嗽，用补中益气加桔梗、山栀、片芩、麦冬、五味而愈。但口干体倦，小便赤涩，日用生脉散而痊。若咳而属胃火有痰，宜竹叶石膏汤。胃气虚，宜补中益气加贝母、桔梗。若阴火上冲，宜生脉散送地黄丸，以保肺气生肾水。此乃真脏之患，非滋化源决不能愈。

崧疏曰：此案服胃火药不应，不应者病未去耳，无所加也。无所加，则火未尝非火，独不在胃耳。时当夏月，正肺金畏火之时，症见吐痰咳嗽，岂非火乘肺金乎。然金被火乘，肺气必虚，故用麦冬汤以补肺气兼散火郁。后因劳复发，其气之虚也，不独在肺，而且在脾，故用补中益气以补脾肺之气。仍加山栀、片芩以去素有之火，又加麦冬、五味合生脉散，正夏月保肺之要剂也。先生用药可谓丝毫无漏者矣。

一妇人，患咳嗽，胁痛，发热，日晡益甚。用加味逍遥散、熟地治之而愈。年余因怒气劳役，前症仍作，又太阳痛，或寒热往来，或咳嗽遗尿，皆属肝火血虚，阴挺痿痹。用前散及地黄丸，月余而瘥。

崧疏曰：此案属肝肾阴虚而兼火郁症也，加味逍遥治肝经郁火方也，加熟地兼补肾水，补肾水所以滋肝木，散郁火所以达肝木，一滋一达，所谓风以散之，雨以润之，同时而进，木有不得其天者乎。仿此，可以知用方加减法，并可以知方之合用法。独咳嗽遗尿一症，《内经》所谓：肾咳不已则膀胱受之，膀胱咳状，咳而遗溺者是也，而治法用茯苓甘草汤。此以邪气干之而论，未见别法，不知尚有肝火血虚阴挺痿痹之论，而用逍遥、六味之法。故知读古人之书，不可不自定其眼目也。

表弟妇，咳嗽发热，呕吐痰涎，日夜约五六碗，喘咳不宁，胸满①燥渴，饮食不进，崩血如涌。此命门火衰，脾土虚寒，用八味丸及附子理中汤加减治之而愈。详见妇人血崩。

崧疏曰：此案无一症不是热极，而先生独断为火衰土寒者，其必有色脉可凭耳，非臆度也。然以其中二症论之，其呕吐痰涎，若属热症，其声必亮，其味必苦，其形必浊，而其出也必艰涩而不多。今曰日夜约六七碗，非艰涩可知，所谓吐痰如涌者皆火土虚寒不能运化，致水泛于上，原该温补以摄之者也。又崩血若属热症，其小腹必痛，其色必紫黑，其形必有块，而其来也必淋漓而不断。今曰如涌，非淋漓可知，所谓暴脱无阳者皆火土虚寒不能统摄，致土崩于下，原该温补以固之者也。故见有如是症不必以色脉为据，即当留意在虚寒一路，更何论咳嗽发热，胸满燥渴等证之似热而疑之也。

一妇人，不得于姑②，患咳，胸膈不利，饮食无味。此脾肺俱伤，痰郁于中，先用归脾汤加山栀、抚芎、贝母、桔梗，诸症渐愈，后以六君加芎、归、桔梗，间服全愈。

崧疏曰：此案云患咳者，干咳而无痰也。丹溪曰：咳而无

---

① 满：《内科摘要》作“痓”。

② 姑：古时妻子对丈夫母亲的称呼。《说文》“姑，夫母也”。

痰者，此系火郁之症，乃痰郁火邪在中，用桔梗以开之，下用补阴降火，不已则成痨。此症不得志者有之，今此案云不得于姑，岂非不得志者乎？以丹溪法论治，当先用开提之品，继用补阴降火之品，参、芪、术等似未可用。而先生先用归脾加味者，诚有以见其脾肺俱伤也。夫归脾治郁结伤心脾之方，未尝言及于肺。然郁结既能伤心脾，何不能伤脾肺？归脾既能治心脾，何不能治脾肺耶？其所以加山栀，即寓降火之意，加抚芎即寓散郁之意，加贝母即寓清痰之意，加桔梗即寓开提之意，是标本兼治法也。后以六君加芎、归，亦气血两补而兼消痰之剂，更加桔梗，仍不忘开提意耳。独始终不用补阴之品，是先生独见。予治袁文选君令媳，患干咳而兼泄泻，先用异攻散而泄泻愈，继用逍遥散而干咳痊。一医用滋阴之品内熟地五钱，一剂而两症俱剧，泻剧则咳亦剧。予仍用前法不应，乃以异攻散内白术三钱，陈皮易以橘红，加苏梗钱许，桔梗二钱许，二剂而愈，四剂而痊。是知此症多不利于补阴降火也。盖不得志而至于郁结者，其气多陷，补阴降火则其气更陷矣，宜其更剧也。然此是治脾肺气虚所致者然耳，若因阴虚火燥及血虚火郁所致者，则补阴降火之法仍不可废。《原病式》曰：人瘦者腠理疏通而多汗泄，血液衰少而为燥热，故多为劳嗽之疾也。此阴血虚而火燥所致者。《医贯》曰：有一等干咳嗽者，丹溪云：干咳嗽极难治，此系火郁之症，乃痰郁其火邪在中，用逍遥散以开之，下用补阴之剂。此阴血虚而火郁治法也。

一妇人，咳嗽，早间吐痰甚多，夜间喘急不寐。余谓早间多痰，乃脾虚饮食所化；夜间喘急，乃肺虚阴火上冲。遂用补中益气加麦冬、五味而愈。

崧疏曰：早间正脾胃空虚之时，故凡病发于此时，皆作气虚主治，不特咳嗽吐痰为然也。夜间正阴经行度之时，故凡病发于此时，皆作阴分主治，不特喘急不寐为然也。况痰原饮食所化，非脾虚不化也。而早间又饮食正化之后，乘虚而动，能不吐乎？喘原阴火所冲，非阴虚不冲也。而夜间又阴火正冲之候，乘虚而上，能不喘乎？但补中益气，在咳嗽者恒畏用之，而在喘急者又恒忌用之。不知脾肺虚者，非补中益气不愈，加以麦、味，则升者不致骤升，而无犯于咳嗽喘急之畏忌，且能敛降阴火，正合其宜也。或曰阴火上冲，何不兼服六味？曰此案咳嗽吐痰喘急，大概脾肺气虚为重，故不宜六味之沉降也乎。

上舍陈道复长子，亏损肾经，久患咳嗽，午后益甚。余曰：当补脾土，滋化源，使金水自能相生。时孟春，不信，乃服黄柏、知母之类。至夏，吐痰引饮，小便频数，面目如绯。余以白术、当归、茯苓、陈皮、麦冬、五味、丹皮、泽泻四剂，乃以参、芪、熟地、山茱为丸，俾服之，诸症顿退。复请视，余以为信，遂用前药如常与之，彼仍泥不服，卒致不起。

崧疏曰：此案既云亏损肾经，午后益甚，则知其为阴虚咳嗽也无疑，法当用六味丸治之。先生乃曰：当补脾土。诚以脾为至阴，又为金水二脏之本，故虽曰亏损肾经以致久患咳嗽者，必先补之。乃至服黄柏、知母而变症叠出，其脾土更虚矣。土虚则肺金同受其虚，故先用补养脾肺为主，而以茯苓、泽泻稍渗其小便，并降其阴火，而补肾之药未之用也。及丸药以熟地、山茱补肝肾，仍同参、芪用之，究不忘脾肺二经，可谓得其源者矣。奈何世人一见咳嗽而午后益甚者，必先补肾滋阴，以致内热益增，饮食益少。初不知补脾一法，在补肾补肺之先乎？

一妇人，饮食后，因怒患疟，呕吐。用藿香正气散，二剂而愈。后复怒，吐痰甚多，狂言热炽，胸胁胀痛，手按少止，脉洪大无伦，按之微细。此属肝脾二经血虚，以加味逍遥散加熟地、川芎，二剂脉症顿退，再用十全大补而安。此症若用疏通之剂，是犯虚虚之戒矣。

崧疏曰：此案有探其本而不顾其标，得其虚而不顾其实之妙。盖前症之所当急治者，自然以因怒患疟为主，其病在肝。而不知饮食后得之，则其病在胃。去其饮食，散其风寒，而诸病自已，是本在饮食，而标在疟疾也。后症之所当急治者，自然以狂言热炽为主，其病在胃，而不知复怒后得之，则其病在肝。散其怒气，补其血虚，而诸病自已，是本在肝虚，而标在狂热也。且同一怒也，前属实症，而后属虚症，虚而至于用十全大补，其虚为何如。噫！曾未几何而虚实顿变，能不使用药者之眩乎？然胀痛而手按少止，症已虚矣。洪大而按之微细，脉已虚矣。虚则皆虚，更何论乎狂言热炽，更何问乎前症之实欤。

卷　下

脾肾亏损头眩痰气等症

阁老梁厚斋，短气有痰，小便赤涩，足跟作痛，尺脉浮大，按之则涩。此肾虚而痰饮也，用四物送六味丸，不月而康。仲景先生云：气虚有饮，用肾气丸补而逐之。诚开后学之矇瞶，济无穷之夭枉。肾气丸即六味丸也。

崧疏曰：此案脉症，其为肾虚也固矣，肾虚而用六味也是矣，而何以兼进四物耶？四物属血剂而非水剂，属肝剂而非肾剂，用之者其必有肝血同亏之症耶？曰：然，盖脉之浮大是肾水虚，按之而涩是肝血虚也。虽只见于尺部，而已为肝肾同亏之症矣，此所以用四物送六味丸也。至于引仲景先生云气虚有饮，用肾气丸补而逐之者，要之"气虚"二字非脾肺之阳气虚，是肝肾之阴气虚也。若脾肺之阳气虚者，当必用四君、补中之类，而何以用肾气丸耶？盖痰饮属水，肾实主之，肾水之所以成痰饮者，以肾气不化之故也，故曰肾气虚。今并不曰肾气虚，止曰气虚者，以肾为气之原故也。若然，则凡属痰饮皆当补肾乎？非也，亦必脉症见有肾虚者宜然耳。

都宪[①]孟有涯，气短痰晕，服辛香之剂，痰盛遗尿，两尺浮大，按之如无。余以为肾家不能纳气归源，香燥致甚耳，用八味丸料，三剂而愈。

崧疏曰：此案与前案相仿，但前无晕而此有晕，此无足跟

① 都宪：明代对都察院左、右都御史之称。

痛而前有足跟痛，前曰小便赤涩而此曰遗尿，前脉按之而涩而此脉按之如无，为不同也。然皆属肾气虚症，而前用六味以补肾水，此则用八味以补肾火，大不相同。何也？盖小便赤涩，足跟作痛，按之而涩之脉症，是肾水虚。痰晕遗尿，按之如无之脉症，是肾火虚。辨症辨脉，纤悉如此。嶟璜云：晕症非一，治法甚多。丹溪云无痰不作晕，是火动其痰而上也，刘河间云风气甚而头目眩晕，是肝风动而火上炎也。此二者世之所知也，而不知有气虚而晕，有血虚而晕，有肾虚而晕。盖气虚者，阳气衰乏，则清阳不能上升，经云上气不足，头为之苦眩是也；血虚者，吐衄崩漏，产后脱血，则虚火易于上炎而眼生黑花，经云肝虚则目𥆨𥆨①无所见是也；肾虚者，房劳过度，则肾气不归而逆奔于上，经云徇蒙招尤，目瞑，上实下虚，过在足少阴巨阳，又云髓海不足，目为之眩是也。故知晕眩一症，不特风火痰为之也，亦不特肾气虚为之也。虚实之间，所当分悉。

孙都宪，形体丰厚，劳神善怒，面带阳色，口渴吐痰，或头目眩晕，或热从腹起，左三脉洪而有力，右三脉洪而无力。余谓足三阴亏损，用补中益气加麦味，及加减八味丸而愈。若人少有老态，不耐寒暑，不胜劳役，四时迭病，皆因少时气血方长而劳心亏损，或精血未满而御女过伤，故其见症，难以悉状。此精气不足，但滋化源，其病自痊。又若饮食劳役，七情失宜，以致诸症，亦当治以前法。设或六淫所侵而致诸症，亦因真气内虚而外邪乘袭，尤当固胃气为主，盖胃为五脏之根本。故黄柏、知母不宜轻用，恐复伤胃气也。大凡杂症属内因，乃

① 𥆨（máng 忙）𥆨：目视不明貌。

形气病气俱不足，当补不当泻。伤寒虽属外因，亦宜分其表里虚实，治当审之。

崧疏曰：此案大概观之，鲜不以为有余之痰火也。即以左右三脉大概观之，亦鲜不以为有余之痰火也。即以脉之有力无力大概观之，亦鲜不以右之无力为虚，左之有力为实也。而不知脉之无力固为虚，脉之有力尤非实也，夫无力之虚易见，而有力之虚难知。而况加之以洪，人孰知之？此立斋先生独得之玄机，故补中益气因右手之无力而设，加减八味因左手之有力而设也。然未免有疑者，左手脉洪而有力，乃属水虚，六味丸是其的方，何用肉桂之补火乎？要知肉桂与附子同用则为补火之剂，若只用桂则为引火之品，非补火也。今观其症，皆水虚火越之象，非引火何以治之？嶟璜云：前论乃立斋生平肺腑之学，和盘托出，谆谆告语，千古不磨之法也。

昌平[①]王天成，头晕恶寒，形体倦怠，得食稍愈，劳而益甚，寸关脉浮大。此脾肺虚弱，用补中益气加蔓荆子而愈。后因劳役，发热恶寒，谵言不寐，得食稍安，用补中益气汤而痊。

崧疏曰：此案一则曰得食稍愈，二则曰得食稍安，已知其中气空虚矣。然亦有胃中火盛者，得食压住，暂止上炎之势，而稍愈稍安，自必有面红不倦、口渴秽气等症，右寸关洪劲、洪数等脉可验也。今云形体倦怠，劳则益甚，又云后因劳役，则其为中气虚弱也无疑矣。夫中气者，非脾胃之气也，非肺经之气也，所谓膻中之气，在脾肺之间耳。大概多言用力者能伤之，食少事烦者能伤之，忍饥行路者能伤之，过食劳顿者能伤

① 昌平：《内科摘要》此下有“守”字。

之，嗜酒呕吐者能伤之。所伤者膻中之气耳，非必主于脾，非必主于肺。若伤肺者当必有咳嗽喘急之症，若伤脾者当必有不食泄泻之症，而此案皆无之，岂非伤膻中之气，而在脾肺之间者乎？虽然，膻中之气即脾肺之气也，即胃中生发之气也。但不得以无脾肺及胃之症，谓非元气之虚弱也。试思头晕恶寒及发热恶寒、谵语不寐等症，与脾肺之气何干？并与胃中气生发之气何干？乃直以补中益气之升补胃中生发之气之剂以治之者，诚有见于倦怠劳役、得食稍愈稍安之为脾肺虚弱，即为胃中生发之气虚弱故用之也。既以得其虚弱之本矣，更何问乎头晕恶寒及发热恶寒、谵语不寐等症耶？所谓不知其虚，安问其余是也。至于浮大之脉，原为气虚，但见于右寸关者是矣。今曰寸关，非统言两寸关欤？若然则气血两虚，何以则①补其气耶？盖气血两虚而至于形体倦怠，得食稍愈，劳则益甚，而且后因劳役复得食稍安之症，宁不气虚重于血虚，而以补气为急乎？

上舍顾桐石，会饮于周上舍第。问余曰：向孟有涯、陈东谷俱为无嗣纳宠，已而得疾，皆头晕吐痰，并用苏合香丸，惟有涯得生，何也？余曰：二症因肾虚不能纳气而为头晕，不能制水而为痰涎，东谷专主攻痰行气，有涯专于益火补气故耳。后余应杭人之请，桐石房劳过度，亦患前症，或用清气化痰，愈甚。顾曰：我病是肾虚不能纳气归源。治者不悟而殁。惜哉！

崧疏曰：此案云俱无嗣纳宠，已而得疾，其为肾虚也为多矣。苏合能开豁痰气，治中风、中气之闭症，原非治头晕吐痰之剂，而况肾虚者乎？加之以专主攻痰行气，为东谷者，焉得

---

① 则：仅仅。

不死耶？至所云肾虚者，似宜补水为主，而兹云益火补气者，盖不能纳气即火不归源也，不能制水即此不归元之火泛其水也。故益火补气之说，亦即纳气归元之法，而纳气归元之说，亦即补肾壮水之法也。盖益火不离乎壮水，补气不离乎补肾也。

大尹祝支山，因怒头晕，拗内[1]筋挛，时或寒热，日晡热甚。此肝火筋挛，气虚头晕，用八珍加柴胡、山栀、丹皮，二十余剂而愈。

崧疏曰：此案种种现症皆属肝火，如因怒肝火动也。拗内是肝经所属，筋是肝经所主，肝火动则拗内之筋为之挛也。寒热是肝经现症，晡是肝经血分，肝火动则寒热，而日晡之热甚也。以是而论，则头晕亦是肝火所为，况《内经》原谓：诸风掉眩，皆属于肝。而何以知其为气虚头晕耶？其或有气虚之症夹于其内耶？抑或有气虚之脉现于其间耶？至于加减用药之法，可谓触处皆通矣。八珍气血两补之方也，而肝火未之清散，故以加味清之散之。每见世人两补气血者，未尝敢加清散之品，以其杂而不纯也，以其补宜近于温也，以其有碍于补药之力也。不知虚中有实者，自当攻补兼施，而况虚中有火，能不于补中兼清散乎？或曰虚中之火，虚火也，虚火宜补，补之而虚火自退，何必更加清散之品？曰：虚中固多虚火，亦未尝无实火，如因怒而动，肝经之实火也，非清散不退，故虽气血两虚，当用八珍者，亦必加清火散火之品也。所加之品，曾见用于逍遥散，以之治此症则嫌其太轻，而少补气者；又曾见加于归脾汤，以之治此症则嫌其太重，而少补血者；故以之加于八珍，则补

---

① 拗内：此指腿弯。

气补血适其平也。予于是而知加减之法，无往而不可耳。倘有脾肺气虚，而兼有肝经实火者，补中益气可加也；倘有肝肾阴虚，而兼有肝火暴发者，六味地黄可加也；推之而诸病兼有，诸方可加也。

一男子，素厚味，胸满痰盛。余曰：膏粱之人，内多积热，与法制清气化痰丸而愈。彼为有验，修合馈送，脾胃虚者，无不受害。

崧疏曰：此案以素厚味而知其膏粱积热，故用此药见效。若脾胃虚者，何以堪之。嗟乎！素厚味者几人乎！而可以修合馈送耶？嶟璜云：验方治病，不可尽信，用于外科[①]，庶或宜之，然亦有虚火实火之分，在阴在阳之别，宜攻宜补，或表或里，皆根于内。又有气血之衰旺，时令之寒暄，运气之胜复，何可概以一方治之耶？况大方证治，变化不穷，微妙莫执者乎？王节斋清气化痰丸用于膏粱禀壮之人、酒客顽痰之症，原为神品，但不可概施耳。

先兄，体貌丰伟，唾痰甚多，脉洪有力，殊不耐劳，遇风头晕欲仆，口舌破裂，或至赤烂，误食姜蒜少许，口疮益甚。服八味丸及补中益气加附子钱许，即愈。停药月余，诸症仍作，此命门虚火不归源也。

崧疏曰：此案用八味丸是矣，何以复进补中益气乎？且症皆有上炎之势，能不更助其上炎乎？岂以吐痰不耐劳、遇风头晕等症为属中气虚弱，故必兼用之乎？予细观之，而知其法矣。

---

① 科：原作“料”，据《薛案辨疏》改。

先用八味其口舌欲裂、赤烂、口疮等症已愈，而吐痰、不耐劳、遇风头晕等症不与之同愈，故改此汤以升补其元气，然犹恐命门无根，不任升提，故仍加附子以镇之也。噫！医至于此，神矣化矣！试思症现口舌欲裂，或至赤烂，误食姜蒜少许，口疮益甚，而脉又现洪有力者，其敢用八味丸大温大热之剂乎？试思症现体貌丰伟、吐痰甚多、遇风头晕，而又加以火势上炎、脉又现洪有力者，其敢用补中益气加附子大升大补、大温热之剂乎？虽前言往行[①]载于典籍者不乏其法，而敢用之者代不过数人而已。至于今日医道中绝，闻之者未有不讶然失笑也。

肝肾亏损血燥结核等症

儒者杨泽之，性躁嗜色，缺盆结一核。此肝火血燥筋挛，法当滋肾水、生肝血，不信。乃内服降火化痰，外敷南星、商陆，转大如碗。余用补中益气及六味地黄，间以芦荟丸年余，元气渐复而肿消。

崧疏曰：此案性躁则肝火旺矣，嗜色则肾水虚也，水虚火旺则肝经所主之筋能不燥缩挛结乎？六味丸滋肾水也，芦荟丸清肝火也，初不须补中益气汤，而所以先用之者，以曾服降火化痰之品，有伤中气故耳。此症非岁月之功不能愈，治不得法，必成痨瘵。嶟璜云：痰核与筋挛大相径庭，痰核则不痛不硬，治以消痰结软坚可也；如筋挛则必硬而且痛，唯当以滋阴调气为主。若以毒药施于筋挛，燥药攻其痰核，未有不成大患，不惟成痨，必流脓溃烂而毙。

---

① 前言往行：前贤的言行。典出《周易·大畜》。

一男子，素善怒[1]，左项微肿，渐大如升。用清痰理气，而大热作渴，小便频浊。余谓肾水亏损，用六味地黄、补中益气而愈。亦有胸胁等处大如升斗，或破而如菌如榴，不问大小，俱治以前法。

崧疏曰：善怒肝病也，左项肝部也，肝之失职，肾实为之也。然肿大如升，此何物乎？谁不曰痰也、气也、血也，其如清痰理气，而反为大热大渴，小便频浊者，香燥复伤其脾肺也。故既用六味地黄壮水以生木，而复用补中益气补土以生金也。或曰乙癸同源，故壮水以生木。若补土生金，于木何与？曰：肝木之阴既虚，则肝木之气必强，而况素善怒者，其肝气未有不强者也。肝气既强，势必克土，克土则金无所生，而木寡于畏，其肝气终不得平，徒补水以生之无益也。故六味之后继之补中，生之制之，培之防之，而肝木始得其平矣。虽不服清痰理气之品，以伤其脾肺者，亦当如此治法。故又云亦有胸胁等处云云，俱治以前法也。夫胸胁亦肝之部分，破之而如菌如榴，足以亦见其亦属血燥火结，如前杨泽之之症所论，初非有形之气血痰所结也，但前案先补中而后六味，又间以芦荟，此案先六味而后补中，不用芦荟，此其缓急轻重之间，是在用之者权之耳。

一男子，颈间结核[2]。一男子，眉间一核，初如豆粒，二年渐大如桃。悉用清肝火、养肝血、益元气而愈。

崧疏曰：此案一云清肝火即前所用芦荟丸也，一云养肝血

① 怒：原作“恕”，据《内科摘要》改。
② 结核：《内科摘要》此下有“大溃年余”四字。

即前所用六味丸也，一云益元气即前所用补中益气汤也。予谓此症多肝经郁火，当用加味逍遥散，重者用茱连。更多肝脾郁结症，当用加味归脾汤，而间之以前方，此亦先生法也。嶟璜云：结核一症，须辨血燥筋挛与结痰成块二种，血燥筋挛者名失营，滋补其阴为主；结痰成块者名瘰疬，疏利其结为主。

举人江节夫，颈、臂、胁肋各结一核。恪服祛痰降火软坚之剂，益甚。余曰：此肝胆经血少而火燥也。彼执前药，至明年六月，各核皆溃，脉浮大而涩。余断以秋金将旺，肝木被克，必不起，后果然。

崧疏曰：此案脉见浮大而涩是肺旺脉也，肺旺则克木，而时又金令，木何能堪？故断以不起。今凡治肝病者，莫不伐肝气为事。盖以肝受病，每多火旺气盛故也。不知肝火肝气之有余，正肝阴肝血之不足，故用六味补水即所以养之，补中补金即所以平之也。试观秋金旺而不起，非肝虚受克之故乎？肝既虚矣，何更伐为？经曰肝病死于庚辛，有以夫。或曰前第二案云或破而如菌如榴，不问大小，俱治以前法；则此皆溃时，或亦可用六味、补中治之，何以断其必不起而弃之乎？曰：凡肝病而见肝脉者或可治，以肝木自病而已；若见肺脉者不可治，以肝木受肺金所克也。受克者多死，受克而非其克之时，尚可挽回，受克而值其克之之令，必难挽回矣。

脾肾亏损小便不利肚腹膨胀等症

大尹刘天锡，内有湿热，大便滑利，小便涩浊①。服淡渗

① 浊：《内科摘要》作“滞”。

之剂，愈加滴沥，小腹腿膝皆肿，两眼胀痛。此肾虚热在下焦，淡渗导损阳气，阴无以化，遂用地黄、滋肾二丸，小便如故。更以补中益气加麦冬、五味，兼服而愈。

崧疏曰：大便滑利，小便涩浊，而因于湿热者，以常法论，淡渗所宜也。而不知此案湿热之由来，已成于肾阳之不能化，脾气之不能运，淡渗之品愈趋愈下矣。先生虽不言脾气之虚，而所变之症，皆脾气不升，湿热下流之验。斯时以小便为急，化气为要，故先以六味合滋肾丸，补其肾而化其气，而小便如故矣。更以补中益气合生脉散，升其脾而滋其原，而诸症自愈也。虽不治湿热，而治湿热之所由来耳。

州守王用之，先因肚腹膨胀，饮食少思。服二陈、枳实之类，小便不利，大便不实，咳痰腹胀。用淡渗破气之剂，手足俱冷，此足三阴虚寒之症也，用金匮肾气丸，不月而康。

崧疏曰：此案先因肚腹膨胀，即继云饮食少思，其为脾虚也可知。服削伐之品，而致小便不利，大便不实，咳痰腹胀，则脾更虚而肾亦虚矣。更加淡渗破气之剂，则元阳有不导损乎。此手足俱冷之候，自属三阴虚寒也可知，如此之症，方可用金匮肾气丸。今一见肿胀而小便短少者，不问虚实，不问寒热，即以此方投之，自以名家治法居之，可笑也夫。

州同刘禹功，素不慎起居七情，以致饮食不甘，胸膈不利。用消导顺气，肚腹痞闷，吐痰气逆；用化痰降火，食少泄泻，小腹作胀；用分利降火，小便涩滞，气喘痰涌；服清气化痰丸，小便愈滞，大便愈泻，肚腹胀大，肚脐突出，不能寝卧，六脉微细，左寸虚甚，右寸短促，此命门火衰，脾肾虚寒之危症也。

先用金匮加减肾气丸料，内桂、附各一钱五分，二剂，下瘀秽甚多。又以补中益气送二神丸，二剂诸症悉退五六。又用前药数剂，并附子之类，贴腰脐及涌泉穴，寸脉渐复而安。后因怒腹闷，惑于人言，服沉香化气丸，大便下血，诸症悉至。余曰：此阴络伤也。辞不治，果殁。

崧疏曰：凡病起于不慎起居、七情，此虚之本也，加以饮食少进，大便泄泻，此虚之成也。纵有他症，同归于虚矣，况六脉微细乎。至论左寸虚甚，心火不足也，右寸短促，肺气不足也。而先生乃曰命门火衰、脾肾虚寒者，何也？岂以现症皆属脾肾而非心肺乎？不知心火之不足，由于肾水之寒，有所克也；肺气之不足，由于脾土之虚，无所生也。壮肾火以生心火，补脾土以生肺金，此先后天相生及母子相生之道也。至于服金匮肾气，而下瘀秽甚多，此时治者每致疑于不可补。不知瘀秽从攻伐而下者或谓实症，从温补而下者正是虚症也。前盖因虚而不下耳，故不顾其瘀秽，只补其元气而已，只补元气，其瘀秽有则自行，无则自止也。若夫大便下血，谓之阴络伤者，在久病虚症及误服克伐所致为然耳。非一见便血即谓阴络伤，而辞以不治也。

一富商，饮食起居失宜，大便干结，常服润肠等丸。后胸腹不利，饮食不甘，口干体倦，发热吐痰。服二陈、黄连之类，前症益甚，小便滴沥，大便泄泻，腹胀少食。服五苓、瞿麦①之类，小便不通，体肿喘嗽，用金匮肾气丸、补中益气汤而愈。

崧疏曰：此案饮食起居失宜，而致大便干结，其津枯血少

① 瞿麦：原作“藋麦”，据《内科摘要》改。

为多。润肠丸虽有养血之品，而克伐攻下者十居七八，宜乎虚症叠见，多属脾肾也。大概腹胀而至大便泄泻，小便不通，饮食减少者，其治法当不出二方为要。盖腹胀原属不能运化之象，而运之机则在脾肺，化之机则在命门故也，然亦因虚者立法如此。而腹胀之症尽多实热、湿热、燥热、郁热等情，未可以此法为定例也。

一儒者，失于调养，饮食难化，胸膈不利。或用行气消导药，咳嗽喘促。服行气化痰药，肚腹渐胀。服行气分利药，睡[①]卧不能，两足浮肿，小便不利，大便不实，脉浮大，按之微细，两寸皆短。此脾肾亏损，朝用补中益气加姜附，夕用金匮肾气加骨脂、肉果，各数剂，诸症渐愈。再佐以八味丸，两月乃能步履，却服补中、八味，半载而康。

崧疏曰：此案因失于调养，而致饮食难化，胸膈不利，其脾肺之气已虚矣。用行气消导药而所变之症，肺气更虚也。服行气化痰药而所变之症，脾气更虚也。服行气分利药而所变之症，脾肺之气下陷而不能运，因而命门之火衰弱而不能化也。脉象已现上不足，而下真寒矣。故补中之不足又加以干姜、附子，金匮之不足又加以故纸、肉果，皆因脉之微、细、短三字主见也，亦犹前刘禹功之微细短，而用金匮重桂、附，补中送二神之意也。虽服法稍异，而大段则同。

一男子，素不善调摄，唾痰口干，饮食不美。服化痰行气之剂，胸满腹膨，痰涎愈盛。服导痰理脾之剂，肚腹膨胀，二

① 睡：原作“临”，据《内科摘要》改。

便不利。服分气利水之剂，腹大胁痛，睡卧不得。服破血消导之剂，两足皆肿，脉浮大不及于寸口。朝用金匮加减肾气丸，夕用补中益气汤煎送前丸，月余诸症渐退，饮食渐进。再用八味丸、补中汤，月余自能转侧，又两月而能步履，却服大补汤、还少丹，又半载而康。后稍失调理，其腹仍胀，服前药即愈。

崧疏曰：此案与前诸案，蹊径大约相同，独脉浮大不及于寸口者。寸口为肺，肺为百脉之宗，故百脉朝宗于寸口。今浮大之脉而不及于寸口，其元气之虚可知。元气虽在肺经，而其根则在于脾，并不在脾，而在于肾。故脉之不及于寸口，是脾肾之元气虚，而不能及于肺也。治之之法，不重于肺而重于脾，不重于脾而重于肾。是以先朝用金匮肾气以补其肾气，即夕用补中益气，亦必煎送前丸。诚知元气之根在于脾，而更重于肾也。试观能步履之后，仍用大补汤、还少丹而康，皆生根于脾肾之品非乎。

一男子，患前症，余为壮火补土，渐愈。彼欲速，服攻积之剂，下血甚多。余诊之曰：此阴络伤，故血内溢，非所宜也。后果殁。

崧疏曰：用药之法，其攻补寒热，前后当不甚相远。如前用温补之剂而相安者，后不可骤改寒凉攻伐之品。盖相安即相投也，而况用之得渐愈者乎？惟前用寻常无力量药品，其病虽觉相安，然久而不见其渐愈，此病情未得，自当改用攻补寒热之所宜，大剂重量以期必中肯綮，是为独出手眼，以探病情之隐匿。未有如此案，既用壮火补土之大剂重量，已非寻常无力量之药品，不特相安，而且渐愈矣，何以据改用攻积之剂，以至不可救者。愚矣。

一男子，胸膈痞闷，专服破气之药。余曰：此血虚病也，血生于脾土，若服前药，脾气弱而血愈虚矣。不信，又用内伤之药，反吐血。余曰：此阳络伤也。后果然。

崧疏曰：吐血、下血之症颇多，岂尽属络伤而必死乎？此盖论误服攻积耗气之药以伤之，故必死耳，非所论于吐血、下血之症也。夫误服攻积之药则伤脾阴，而见下血者是为阴络伤。误服耗气之药则伤脾气，而见吐血者是为阳络伤。二者皆死症也。亦有吐血、下血成盆成桶，形厚而色鲜者，补之不止，虽非误服药饵所致，亦属络伤，不能救疗。

大方家世[①]湖乡，离群索居，山妻赵氏，忽婴痰热。治者多以寒凉，偶得小愈。三四年余，屡进屡退，于是元气消烁。庚子夏，遍身浮肿，手足麻冷，日夜咳嗽，烦躁引饮，小水不利，大肉尽去，势将危殆。幸遇先生诊之，脉洪大而无伦，按之如无，此虚热无火，法当壮火之源以生脾土，与金匮肾气丸料，服之顿觉小水溃决如泉。俾日服前丸，及大补之药，二十余剂而愈，三四年间平康无恙。迄今甲辰仲春，悲哀动中，前症复作，体如焚燎，口肉尽腐，胸腹肿满，食不下咽者四日。夫妇相顾，束手待毙而已。又承先生视之，投以八味丸，二服，神思清爽。服金匮肾气丸料加参、芪、归、术，未竟夕而胸次渐舒，陟然[②]思食，不三日而病去五六矣，嗣后日用前二丸间服，逾月而起。至秋初，复患痢，又服金匮肾气丸料加参、芪、归、术、黄连、吴茱、木香，痢遂止。但觉后重，又用补中益

① 家世：《内科摘要》作“世家”。
② 陟然（zhì 至）：很快。

气加黄连、吴茱、木香、五味，数剂而全愈。大方自分寒素，命亦蹇剥①。山妻抱病沉痼，本难调摄，苟非先生援救，填壑久矣云云。吴门晚学生沈大方履文再拜，顿首谨书。

崧疏曰：此案固知其虚矣，然未始非虚而有火也，至于脉之现象，则显然无火症矣。壮火生土，八味丸足以任之，因遍身浮肿，而小便不利，故用金匮肾气丸耳。四年之后，偶悲哀动中，而前症复作，则更伤脾肺之气血矣。似宜即进参、芪、归、术，然如焚如燎之势正盛，宁不助其焚燎于上而不下乎，故先进八味以归其焚燎之火，然后加车前、牛膝以治肿满，并加参、芪、归、术以补其脾肺。法无渗漏，次序循然可法也。更可法者，至秋患痢，业已时移病变矣，仍用前药，其顾本之针线为何如哉。且能照本病，加黄连、木香于肉桂、附子之内，标本相得，法更可嘉。至因后重，即易补中，此又见其转变之灵妙，为升降要法。加香、连原于痢也，加五味顾其根也。读此可得用药之法，拈来便是也。

脾胃亏损暑湿所伤等症附食生冷入房

大司徒②李蒲汀，南吏部少宰③时，患黄疸。当用淡渗之剂，公尚无嗣，犹豫不决。余曰：有是病而用是药。以茵陈五苓散加芩、连、山栀，二剂而愈。至辛卯得子，公执余手而叹曰：医方犹公案也，设君避毁誉，残喘安得享余年，而遂付托之望哉。由是礼遇益厚。

---

① 蹇剥：时运不济。典出《周易·蹇卦》。
② 大司徒：官职名，明代户部尚书。
③ 南吏部少宰：明代对南京吏部侍郎之称。

崧疏曰：此案又见别集，大司徒李蒲汀南少宰时，湿热泄泻，因未生子，惑于人言淡渗之剂能泻肾，因服参、芪之药后变为黄疸，小便不利，腹胀胸满云云。故此案是湿热为患，原非淡渗之药不治。若因脾虚所致，则应补气为先，而此案必无虚象，故服参、芪而变黄疸也。先生直以寒凉淡渗之品愈之，所谓有是病必用是药，诚千古名言也。孰谓立斋好补者乎！

应天①王治中，遍身发黄，妄言如狂，苦于胸痛，手不可近。此中焦畜血为患，用桃仁承气汤一剂，下瘀血而愈。

崧疏曰：遍身发黄，不必属畜血也，因妄言如狂，胸痛手不可近，故知为畜血也；妄言如狂，不必属畜血也，因遍身发黄，胸痛手不可近，故知为畜血也；胸痛手不可近，不必属畜血也，因遍身发黄，妄言如狂，故知为畜血也；畜血不必属中焦也，因胸痛手不可近，故知为中焦畜血也。

太守朱阳山弟，下部畜血发狂，用抵当汤而愈。

崧疏曰：发狂症，属阳明实热为多，何以知此之属下部畜血也？意必其小腹硬痛，大便黑亮，或溏腻如漆，而小便自利者然也。昔人云：蓄血证，多大便色黑，必溏腻如漆者为蓄血，若黑燥如煤者为燥结，非蓄血也。又云：蓄血症，舌胎有边白中黑而极薄润，必无干燥焦黄者，以血属阴，无大实热故也。又云：伤寒发黄，热势已极，与畜血相类，但小便自利而不渴者为畜血。小便不利，大便实而渴者，为发黄也。故凡有畜血者，必小便自利，大便黑亮，其人如狂。盖血病而气不病，故

① 应天：明初建都于南京，置京畿为应天府。

小便多自利也。心主血，邪热上干，心君不宁，故烦躁谵语而如狂也。尚有身黄唇焦，漱水不欲咽，腹皮急胀有青紫筋诸症可验。但当分上中下三焦部分，如曾吐血、衄血，而胸膈痛，兼现有已上诸症者，上焦畜血也，当用犀角地黄汤；如患伤寒，邪入阳明，或患下痢脓血，而胸中痛，兼现有已上诸症者，中焦畜血也，当用桃仁承气汤，轻者用犀角地黄汤，或加大黄；如患伤寒，邪热自太阳经不解，传入膀胱之里，与血相搏，或下血、痢血，产后恶露不尽，结在小腹，经水阻滞，结在小腹，而小腹痛，兼现已上诸症者，下焦畜血也，当用抵当汤，轻者桃仁承气汤。要知血既瘀畜，脾胃虽虚，不得不先下之也。

一儒者，每春夏，口干发热，劳则头痛。服清凉化痰药，泻、喘、烦躁。用香茹饮，神思昏愦，脉大而虚。此因闭藏之际，不远帏幕为患，名曰注夏。用补中益气去柴胡、升麻，加五味、麦门、炮姜一剂，脉益甚。仍用前药加肉桂五分，服之即苏，更用六味丸而痊。

崧疏曰：注夏一症，近来比比皆是，有因冬不藏精而然者，有因脾气抑遏而然者。故凡脾气抑遏之注夏症，每饭毕倦怠欲睡，以饭后而脾气更抑遏也。用补中合生脉，不必去升、柴。若冬不藏精者，发热面红，午后为甚，口干舌燥，则当去升麻、柴胡，如此案治法。盖冬不藏精，其根本亏损，不任升提，此肉桂之加所以为妙也。然注夏每多脾虚而兼湿热，湿热多痿软，属阳明经，故注夏多似痿软之意，常以清燥汤治之，或即补中益气汤，去柴胡换理中汤治之，兼肾经虚寒故加附子。

一男子，盛暑发热，胸背作痛，饮汤自汗。用发表之药，昏愦谵语，大便不实，吐痰甚多，用十全大补一剂顿退，又用补中益气加炮姜，二剂全愈。

崧疏曰：此案之用发表为误，已可知之矣。盖盛暑不宜发表，饮汤自汗不宜发汗，今发表而所变之症，皆脾肺元气大虚之候。虽无自汗，而有亡阳之兆，故先用十全大补汤，一剂顿退。亡阳已复，即易补中者，以暑热所伤，毕竟在脾肺元气，而况变之症又皆在脾肺元气乎。

肝脾肾亏损头目耳鼻等症

给事张禹功，目赤不明，服祛风散热药，反畏明重听，脉大而虚。此因劳心过度，饮食失节，以补中益气加茯神、枣仁、山药、山茱、五味顿愈。又劳役复甚，用十全大补兼以前药渐愈，却用补中益气加前药而痊。东垣云：诸经脉络，皆走于面，而行空窍，其清气散于目而为精，走于耳而为听。若心烦事冗，饮食失节，脾胃亏损，心火太甚，百脉沸腾，邪害空窍而失明矣。况脾为诸阴之首，目为血脉之宗，脾虚则五脏之精气皆为失所，若不理脾胃，不养神血，乃治标而不治本也。

崧疏曰：此案目赤不明而服祛风散热之药，似亦所宜也。即继以畏明重听，亦肝肾之阴血虚而有火也，竟以补中益气升补脾肺气分之剂，而加以补心酸收之品，于本症似不合。且劳复而遽用十全大补，于本症又相去甚远，投之而痊者，凭于脉耳。

少宰李蒲汀，耳如蝉鸣，服四物汤，耳鸣益甚，此元气亏损之症。五更服六味地黄丸，食前服补中益气汤顿愈。此症若血虚而有火，用八珍加山栀、柴胡。气虚而有火，四君加山栀、柴胡。若因怒就聋或鸣，实用小柴胡加芎、归、山栀，虚用补中益气加山栀；午前甚用四物加白术、茯苓，久须用补中益气；午后甚用地黄丸。

嵝疏曰：耳如蝉鸣，固属肾虚之症。而四物虽为补血之剂，以之补水，亦不甚相远，何至服之而鸣益甚耶？足以见补水补血，大相径廷，而不可混也。且人徒知耳鸣为肾阴不足，而不知其有元气亏损者甚多也。经云：头痛耳鸣，九窍不利，肠胃所生之病。盖肠为肺之腑，胃为脾之腑，腑与脏同气，而脾肺非元气所主之地乎？经文炳炳，人自不读耳。夫头象天，耳目口鼻之系于头者，亦犹日月星辰之系于天也，而所以不倾不坠，运行普照者，一气之充斥也。人同乎天，亦犹是也，此补中益气所以治头痛耳鸣，九窍不利之症者，充斥其不充斥之气耳。然不可忘情于肾，以肾为元气之根，而耳又实为肾窍。故此案于五更服六味地黄丸，所以壮肾水于一阳初动之时，且抑其虚火上炎之势。于食前服补中益气汤，所以补元气于阳明正旺之时，且就其升腾易上之势。此欲升先降，补阳根阴之法也，并读其诸法，而此症之变尽矣。

少司马[1]黎仰之南银台[2]时，因怒耳鸣，吐痰作呕不食，寒热胁痛。小柴胡合四物加山栀、茯神、陈皮而瘥。

嵝疏曰：此案以大概观之，肝经火也。然要知虽有怒气伤肝之说，而其怒火之所发者，每从少阳胆经而来，少阳为相火故耳。古人所以治怒火，悉用小柴胡汤是也；然或有伤及肝脏

① 少司马：明代对兵部侍郎之称。

② 南银台：明代南京通政司，掌管天下奏状案牍。

之血者，故合以四物补之；更有乘所胜而累及脾胃之气者，故用茯苓、陈皮，同人参、甘草合四君补之。曰：何以知其伤及于肝也？以寒热胁痛知之。何以知其累及脾胃也？以吐痰作呕不食知之。曰：何以不用白术？白术闭气，非怒气所宜也。何以更加山栀？山栀清火，实肝火所宜也。

尚宝[①]刘毅斋，怒则太阳作痛。用小柴胡加茯苓、山栀以清肝火，更用六味丸以生肾水，后不再发。

崧疏曰：两太阳，肝胆所属也，因怒作痛，非小柴胡不愈。怒则火上炎，故加茯苓、山栀以降之。然肝火有余，肝阴必不足，六味滋水，滋其所生也。而后知人之易怒、多怒者，肝经虚故也，亦肾经虚故也。不虚，则母子之间相生、相养，木得其天矣，何易怒、多怒之有？故凡见易怒、多怒之症，切勿以其肝气有余而削之、伐之，以益甚虚也。

一儒者，日晡两目紧涩，不能瞻视。此元气下陷，用补中益气倍加参、芪，数剂全愈。

崧疏曰：元气下陷者，每剧于日脯。盖天地之气，子升午降，故在午前尚得天地之升气而病少愈，至午后则更随天地之降气而病剧也。此案云两目紧涩，不能瞻视，而不曰肿，不曰痛，并不曰红，则虚症可知。且曰日晡，似属阴血不能滋养之故。然在阴血不能滋养者，必有火症可据，如肿、如痛、如赤之类是也，今既无之，则是元气不能上充也无疑。故直以补中益气升其不上之元气，培加参、芪补其不充之元气，而目疾斯

① 尚宝：明代设尚宝司，掌宝玺、敕符、印信等事。

愈。因知凡病之午后剧者，虽属于阴分，当用滋养阴血者固多，而属元气下陷于阴分，当用升补元气者，正不少也。

一男子，亦患前症，服黄柏、知母之类，更加便血。此脾虚不能统血，肝虚不能藏血也，用补中益气、六味地黄而愈。

崧疏曰：此案云亦患前症，知其脾经之元气已下陷，是宜亦用补中益气，而何以服黄柏、知母之类，重伤肝脾之气以致便血耶。夫脾经之元气既下陷，则肝经之生气不得土培而亦下陷，此理势所必然也。故补中益气所以用当归者兼补肝阴，用柴胡者并升肝气也。今误服知、柏而便血，是复伤其虚者。虽虚在元气，而脾统血、肝藏血，二者原属阴脏，故复伤其血而致便血也。然虽伤血，究亦气受重伤，而不能统、不能藏之故耳，故仍用补中所以升补其气，使气能统、能藏而血自止。继用六味所以滋补其阴，使阴能生、能养而血自足也。止而不足，岂能善全乎？

一儒者，两目作痛，服降火祛风之药，两目如绯，热倦殊甚。余用十全大补汤数剂，诸症悉退，服补中益气兼六味丸而愈。复因劳役，午后目涩体倦，服十全大补而痊。

崧疏曰：此案何以用十全大补耶？盖服降火祛风之药，其脾肺之元气已伤，致两目如绯，则肝肾之阴火复炽。故热殊甚者，虚火之炽也；倦殊甚者，元气之伤也。非十全并补气血而引火归元之剂，何能得效？复用补中以补脾肺，六味以补肝肾而愈。孰谓目赤小恙，惟风火为主耶？或曰既以十全大补而诸症悉退，何不即以此方而全愈？必欲易之者何也？曰：十全大补但能两补气血，而兼引火归元耳，升降之法未备也。盖火既归元，而向有倦殊甚者，脾气原虚，不得不用补中以升补脾气；向有热殊甚者，肾阴素亏，不得不用六味以降补肾阴。此又非十全大补所能究竟，故复进之以顶针对症之方也。然不用于十全大补之前者，以两目如绯之时，虚火正炽，升提在所难投，虚火未归，滋阴又属无益，此前后所不可紊也。噫！微矣！可以知用药之机矣。至于复因劳役之后补中，一定之方也。仍用十全大补者，盖仍前而来，原属脾肺肝肾两虚之后。而今之午后目涩，非仍前肝肾之阴原虚乎？午后体倦，非仍前脾肺之气原虚乎？故仍用两补，而不可单用升补也。虽然，目涩而用肉桂，我知后人之不敢也，而况两目如绯时乎？非降火祛风之后，我亦何敢哉。

一男子，房劳兼怒，风腑胀闷，两胁胀痛。余作色欲损肾，怒气伤肝，用六味地黄丸料加柴胡、当归，一剂而安。

崧疏曰：左胁痛者，肝经受邪也；右胁痛者，肝邪入肺也；两胁俱痛者，肝火盛而木气实也。此案云两胁胀痛，且因怒而致，似宜作肝气有余治之。风腑属在肺经，胀闷则肝邪入肺之意，似未可据投补剂。然先云房劳，次云兼怒，则已肾水损于前，肝木伤于后，不得不用肝肾同补之法。立斋、养葵有六味加柴胡、白芍之方，今去白芍而加当归者，盖白芍因乎肝火之盛，当归因乎肝血之虚，一味之出入各有妙用，非细心者不能处此。

一儒者，酒色过度，头脑两胁作痛。余以为肾虚而肝病，亦用前药顿安。

崧疏曰：此案与前案俱属肝肾病，用药相同，而序法甚妙。

如前案房劳而兼怒，是肾与肝皆受病也，故曰色欲损肾，怒气伤肝。此案酒色过度，而无兼怒，则是肾病而肝无病矣，然病现两胁作痛，肝实病矣。但因肾水虚，不能生肝木，而肝木亦病，非自受病也，故曰肾虚而肝病。此序法之妙，不同于他书者也。其妙者如前案之风腑胀闷、两胁胀痛者，及此案之头脑、两胁作痛，除肝肾虚症外，其因甚多。而立斋治法，人每以好补讥之，不知立斋原先标房劳及酒色过度两句在前，则亦何得而讥焉？此更见序法之妙也。

一男子，面白鼻流清涕，不闻馨秽，三年矣。用补中益气加麦冬、山栀而愈。

崧疏曰：经云：肺气通于鼻，肺和则鼻能知香臭矣。是不问香臭皆属于肺也。而立斋按云：鼻塞之症，有因饥饱劳役所伤，脾胃发生之气不能上升，邪害孔窍，故不利而不闻香臭者，宜养脾胃使阳气上行则鼻通矣。是不闻香臭，有属于脾胃者矣。又经云：肺热甚，出浊涕。刘河间云：肺热甚则出涕。是鼻之出涕，皆属肺热也。而立斋按东垣云：胆热移于脑，则辛頞鼻渊，治之以防风汤，大抵胃气不和之所致者多矣。是鼻之出涕，有属于胃虚者矣。如此案之用补中益气加麦冬、山栀者，乃脾胃气虚而有肺经伏火也。何以见之？盖面白是脾胃气虚，三年是肺经伏火也。

一男子，年二十，素嗜酒色，两目赤痛，或作或止，两尺洪大按之微弱。余谓少年得此，目当失明。翌早索途而行，不辨天日，众皆惊异。余与六味地黄丸料加麦冬、五味，一剂顿明。

崧疏曰：此案病之由，既以素嗜酒色，而脉之象又见两尺洪大，按之微弱，其为肾虚火泛也明矣。药用金水相生之法，无待言矣。独以脉论，可用引火归元之法，而不用者，大都下无寒症，上无火症也。虽然，即有虚火上炎，得酸收者，亦能敛而归矣。但翌早即失明，何变之暴也。一剂而顿明，何应之速也。因知病暴者其效速，而病缓者其效迟，若渐渐至于失明者，何能一剂而应耶？

脾肺肾亏损小便自遗淋涩等症

大司徒许函谷，在南银台时，因劳发热，小便自遗，或时不利。余作肝火阴挺不能约制，午前用补中益气加山药、黄柏、知母，午后服[①]地黄丸，月余诸症悉退。此症若服燥剂而频数或不利，用四物、麦冬、五味、甘草。若数而黄，用四物加山茱、黄柏、知母、五味、麦冬。若肺虚而短少，用补中益气加山药、麦冬。若阴挺、痿痹而频数，用地黄丸。若热结膀胱而不利，用五淋[②]散。若脾肺燥不能化生，用黄芩清肺饮。若膀胱阴虚，阳无以生而淋沥，用滋肾丸。若膀胱阳虚，阴无以化而淋涩，用六味丸。若转筋小便不通，或喘急欲死，不问男女孕妇，急用八味丸，缓则不救。若老人阴痿思色，精不出而内败，小便道涩，痛如淋，用加减八味丸料加车前、牛膝。若老人精已竭而复耗之，大小便道牵痛，愈痛愈欲便，愈便则愈痛，亦治以前药，不应，急加附子。若喘嗽吐痰，腿足冷肿，腰骨大痛，面目浮肿，太阳作痛，亦治以前药。若痛愈而小便仍涩，

① 服：原作“复”，据《内科摘要》改。
② 淋：原作“苓”，据《内科摘要》改。

宜用加减八味丸以缓治之。详见《褚氏遗书·精血[1]篇》，但无治法耳。

崧疏曰：阴挺失职，不能约制，致令小便自遗，或时不利，实肝经火盛之症。然此案因劳，则脾气虚矣。而先生仍曰肝火，及其所用之药，又是升补脾气之方，而所加之品，又是清降肾火之剂。何也？盖此症之本，本乎肝火也，今因劳而致，劳者多伤脾气，劳者多动肾火，脾气伤则肝木自强，肾火动则肝火更炽，故仍曰肝火。而其因则因乎劳，故用药如是。然必有脾虚脉症现而后可用补中，肾火脉症现而后可用知柏。不然肝火独盛者，补中适所以燎拨其原，知、柏未免为诛伐无过矣。然予闻脾虚者忌用寒凉，未见可用补中之症而加知、柏者也，虽复加山药以防泄泻，然不能胜知、柏之苦寒，岂有是病当用是药而无碍乎？甚矣！加减之不可拘也。若此症而有肝火独旺者，当用小柴胡清肝经气分之火，逍遥清肝经血分之火，皆继以六味丸，其补中益气又非所宜。至于种种论治，可谓曲备诸法。然但有病原，而无脉症可验，后人未免有交臂失之之误。如服燥剂而频数云云者，可问而知，或未得其详，须知必有口干唇燥，舌粗咽痛及大便燥结，午后夜间干热等症，脉见左手涩数，或兼见于右寸可验。如肺虚而短少云云者，须知必有面白神怯，气短力乏，或久嗽自汗，便溏食少等症，脉见右寸关虚软，或空洪可验。如阴挺痿痹云云者，须知必有肝火旺、肾阴虚，及茎痿而缩，或小便无度，或淋沥不禁等症，脉见肝肾洪数，或虚洪可验。如热结膀胱云云者，须知必有邪热从太阳经传入太阳里症，及补益而甚，烦躁，茎中热痛等症，脉见左脉浮洪，或左尺沉实可验。如脾肺燥云云者，须知必有如前服燥剂诸症，

① 血：原脱，据《内科摘要》补。

但前是伤血分虚症，此是伤气分实症，或加燥渴引饮，而热在午前，交午后稍愈等症，脉见右寸关洪劲，或涩数有力可验。如膀胱阴虚云云者，须知必有肾经火旺等症，脉见两尺洪数有力可验。如膀胱阳虚云云者，须知必有肾经气虚等症，脉见两尺虚洪无力，或只见左尺可验。如转筋小便不通云云者，此症每多暑湿所致，何可必用八味？须知必有手足厥逆，面青神慢，口鼻气冷等症，脉见六部沉迟，或右尺不起可验。如老人阴痿思色云云者，须知必有小腹毛际肿痛，腰疼腿痠，及姬妾颇多，素所好色等症，脉见六部沉涩，或沉迟微弱，或只见两尺可验。如老人精已竭而复耗云云者，须知必有好色斫丧之验，而后可决。以上二症，不特老人有之，即少年好色者，亦有患之者。至于喘嗽吐痰云云者，即前二老人症之剧处，非别一症也。故继之曰：若痛愈而小便仍涩云云。

司徒边华泉，小便频数，涩滞短赤，口干唾痰。此肾经阳虚热燥，阴无以化，用六味、滋肾二丸而愈。

崧疏曰：前案云若膀胱阴虚，阳无以生而淋沥用滋肾丸；若膀胱阳虚，阴无以化而淋沥用六味丸。似乎阳虚阴虚大相径廷，而此案云肾经阳虚热燥，阴无以化，用六味、滋肾二丸。何阴阳之不分耶？何用药之合一耶？何既曰膀胱，又曰肾经耶？何既曰阳虚，又曰热燥耶？足以见阳虚即是阴虚，膀胱即是肾经，总之此症，原属肾经阴虚不能气化之故，非阳虚也。若果阳虚当用八味丸、金匮肾气丸主之，六味丸何能治之耶？但肾火盛者，即是阴虚阳无以生，用滋肾丸。肾水虚者，即是阳虚阴无以化，用六味丸。此案是肾水既虚，而肾火复旺，故曰阳虚燥热，阴无以化，合用六味、滋肾二丸也。

司马李梧山，茎中作痛，小便如淋，口干唾痰。此思色精降而内败，用补中益气、六味地黄而愈。

崧疏曰：此案云思色精降而内败，必有毛际肿痛而追急之症，或更以人事察之，如年老而欲心未静者，如年少而久旷者，如姬妾多而力不胜者，如色欲过度而强制者，更当察其形体脉症之虚实，然后二方可用。不然，茎中作痛，小便如淋之属于他症者正多，即精降内败之属于实症亦多也。

考功①杨朴庵，口干舌燥，小便频数。此膀胱②阳燥阴虚，先用滋肾丸以补阴而小便愈，再用补中益气、六味地黄以补肺肾而安。若汗多而小便短少，或体不禁寒，乃脾肺气虚也。

崧疏曰：此案云：膀胱阳燥阴虚，先用滋肾，再用六味。前边华泉案云：肾经阳虚热燥，用六味、滋肾。一曰阴虚，一曰阳虚，皆用此二丸治之；一曰膀胱，一曰肾经，皆用此二方治之。足见腑病即脏病，阳虚即阴虚也。但看火盛者用滋肾，水亏者用六味，火盛水亏者，合而用之而已。然予谓小便不利及频数淋沥等症，皆属肾经阴虚，阳不能气化之故。经云：气化则能出焉。气属阳，欲化其气，非肉桂不能，故阴虚而阳无以化者，滋肾丸有肉桂以化之。而阳虚阴无以化之，六味丸亦当少加肉桂以化之。六味沉滞，何能化其阳气耶？其兼用补中益气者，以口舌干燥为肺气虚也，或更见肺脉空虚可据耳。若汗多云云为脾肺气虚，则并滋肾丸亦不可用，以其寒也，故李梧山案只用补中、六味，而不用滋肾。若热燥太甚，并不可用

① 功：原作“攻”，据《内科摘要》改。指明代吏部考功司。
② 胱：原作“光”，据《内科摘要》改。

补中，故边华泉案只用六味、滋肾，而不用补中。

司空何燕泉，小便赤短，体倦食少，缺盆作痛。此脾肺虚弱，不能生肾水，当滋化源，用补中益气、六味丸加五味而安。

崧疏曰：缺盆属肺，作痛未必是虚，合于体倦食少而论，其为虚也无疑。先生认脾虚症，全在体倦食少上识之。经云：脾气散精，上输于肺，通调水道，下输膀胱。此等症治，正合此文。此天地之道也，升降之法也，气化之机也，母子相生之理也，先后天一源之体也。所以养生，所以治病，无不全备于此。夫膀胱即肾，水道即金水相生之路，不独论痰饮及小便不通之症而已。故下文有水精四布，五经并行二句，所包者宁不大哉。立斋滋化源之说，皆从此文悟出，是以每用补中、六味为滋化源之方也。

商主客[①]，素膏粱，小便赤数，口干作渴，吐痰稠黏，右寸关数而有力。此脾肺积热，遗于膀胱，用黄芩清肺饮调理脾肺，用滋肾、六味二丸滋补肾水而愈。

崧疏曰：此案素膏粱而右寸关洪数有力，其属脾肺之积热也何疑？然脾肺之所以积热也，亦由肾水之不足，肾火之有余故耳。况膏粱之人，何能远房帏之乐哉？此滋肾、六味之所以善其后也。联列虚实二案，亦足以见立斋非好补者。

一儒者，发热无时，饮水不绝，每登厕，小便涩痛，大便牵痛。此精竭复耗所致，用六味丸加五味子，及补中益气，喜

① 主客：礼部属司，掌诸藩朝贡等事。

其谨守得愈。若肢体畏寒，喜热饮食，用八味丸。

崧疏曰：此案法当用加减八味及加附子以治之，要以桂、附取效，而此案不用者，以饮水不绝为有火也，有火则水独虚，故只用六味加五味子以壮水为主。仍用补中者，补水母也，所谓滋化源也。因知察病宜变通，用药宜活泼，读书宜多而不可偏执所见。如此症，以前第一案论中言之，若似乎非桂、附无他法矣。而不知即此一症，自有寒热之分，升降之异也。立斋恐后人致疑于前后之文，故复序云若肢体畏寒云云，此正为后人立标准耳。若不读至此案，遇此症而必用桂、附，岂不误哉！

儒者杨文魁，痢后，两足浮肿，胸腹胀满，小便短少。用分利之剂，遍身肿，兼气喘。余曰：两足浮肿，脾气下陷也；胸腹胀满，脾虚作痞也；小便短少，肺不能生肾也；身肿气喘，脾不能生肺也。用补中益气汤加附子而愈。半载后，因饮食劳倦，两目浮肿，小便短少，仍服前药顿愈。

崧疏曰：此案曰痢后，脾肺之气已虚矣；曰两足浮肿，脾肺之气已下陷矣；曰胸腹胀满，脾肺之气已不运矣；曰小便短少，脾肺气虚而水源竭矣。斯时即当用补中益气以升补之，而何以复用分利之剂，益虚其虚，益陷其陷，宜乎身肿而气喘，致脾肺之气几乎欲绝耶。先生自疏，甚明切矣。独用补中而加附子者，盖以脾肺元气汩没①殆尽，非附子之雄悍不能鼓舞充斥其元气，而此时之参、芪独行无力也。且此法之妙尚有二说，一则元气下陷而又命门之元阳无根，则不敢升提，故加附子以生命门之根而升提之；一则元气下陷之极，非从九地之下升起，

① 汩没：湮灭。

则不能升提，故加附子入于九地而升于九天。此法之玄妙，非玄机之士不能知此。

甲戌年七月，余奉侍武庙[①]汤药，劳役过甚，饮食失节，复兼怒气。次年春，茎中作痒，时出白津，时或痛甚，急以手紧捻才止。此肝脾之气虚也，服地黄丸及补中益气加黄柏、柴胡、山栀、茯苓、木通而愈。至丁酉九月，又因劳役，小便淋沥，茎痒窍痛，仍服前汤加木通、茯苓、胆草、泽泻及地黄丸而愈。

崧疏曰：此案劳役过甚，而兼饮食失节，脾虚矣；复兼怒气，肝虚矣。故所见之症，莫非肝脾两虚，以地黄丸补肝，补中益气补脾，是矣。然，虚中必有肝火及湿热之气，故加黄柏、山栀、茯苓、木通以清利之，一则引入肝经，一则恐升势因清利而力轻也。后因劳役复发，所加胆草、泽泻，亦由肝火湿热之故也。

大尹顾荣甫，尾闾作痒，小便赤涩，左尺脉洪数。属肾经虚热，法当滋补。彼不信，乃服黄柏、知母等药。年许，高骨[②]肿痛，小便淋涩，肺肾二脉洪数无伦。余曰：子母俱败，无能为矣。后果殁。

崧疏曰：此案尾闾属肾，而痒为虚。况脉之左尺洪数，更足征乎。洪数果属火象，然火由水亏，补其水而火自平也。若寒凉日进，虚火愈炽，安得不炎烁肺金乎？金水并竭，化源绝

① 武庙：明正德帝庙号“武宗”，故称。
② 高骨：腰椎骨。

矣。故曰子母俱败。

余甲辰仲夏，在横金陈白野第，会其外舅顾同厓，求余诊脉，左尺涩结，右寸洪数。余曰：此肺金不能生肾水，诚可虑也。果至季冬，茎道涩痛如淋，愈痛则愈欲便，愈便则愈痛而殁。

崧疏曰：肾脉至于涩结，其水已涸矣，而况所生受伤，其源又绝乎。所现之症，即前精竭复耗之症，虽有六味、七味、八味治法，然不能救涸绝之气矣。

脾肺肾亏损虚劳怯弱等症

庶吉士[1]黄伯麟，发热吐痰，口干体倦，自用补中益气汤不应。余谓：此金水俱虚之症，兼服地黄丸而愈。后背患一疖，烦痛寒热，彼因前月尝偕往视郭主政[2]背疽，郭不经意，余决其殒于金旺之日，果符余言。已[3]而郭氏妻孥感其毒，皆患恶疮，伯麟所患与郭患同，心甚恐。余曰：此小疮也，憎寒等症，皆阴虚旧症，果是疮毒，亦当补气血。余在第，就以地黄丸料煎与服之，即睡良久，各症顿退。自后常有头面耳目口舌作痛，或吐痰眩晕之类，服前药即愈。后任都宪督盐法道，出于苏，必垂顾焉。

崧疏曰：此案之用补中益气宜矣，然发热吐痰口干，皆水

---

① 庶吉士：明清时翰林院的短期职位。从科举进士二甲、三甲中选择有潜质者入翰林院学习，其后量授官职。

② 主政：明代对各部主事之称。

③ 已：原脱，据《内科摘要》补。

虚之症，天乙①无根，徒尔升提何益哉？至疮疖外症，亦必补肾而安。甚矣！凡病不可不顾本也。若头面耳目口舌不时作痛及吐痰眩晕等症，又显然水虚火炎之无疑矣。

少司空何潇川，足热口干，吐痰头晕。服四物、黄连、黄柏，饮食即减，痰热益甚。用十全大补加麦冬、五味、山药、山茱而愈。

崧疏曰：足热定属阴虚有火，自当壮水而火自平。奈何反进寒凉，致伤脾气，益生痰热，信乎！脾虚则生痰，气虚则发热，其说为不诬也。十全大补既温补其肾，兼温补其脾；加麦冬、五味，脾兼乎肺也；加山药、山茱，肾兼乎肝也。嶟璜云：四物知柏，《丹溪心法》载一男子，两足常热，冬月不加绵，自夸壮实。丹溪曰：此阴虚也，急宜养阴。不信，年近四十，患痿而死。要知足处至阴，而反得热，非其所宜。且三阴之脉皆起于足，故足热为阴虚之候，非美事也。此时丹溪岂别无养阴之方，而必用四物知柏乎？盖丹溪立四物，原为养血之剂，用知柏原为清肾之品，非为养阴而设也。后人误以血字作阴字，肾字作寒字解，是不善用丹溪者也，于丹溪何过哉。

一儒者，或两足发热，或脚跟作痛。用六味丸及四物加麦冬、五味、元参治之而愈。后因劳役，发热恶寒，作渴烦躁，用当归补血汤而安。

崧疏曰：此案现症只是肾虚耳，用六味丸足矣。复及四物

---

① 天乙：也作天一。《尚书大传·五行传》“天一生水”。此处代指肾水。

加味者，岂知其肝肺亦虚而然乎？至于后因劳役，而致发热恶寒，作渴烦躁诸症，人以为少阳、阳明外邪者有之，以为肺胃实火者有之，以为肝肾阴虚火旺者有之，而不意用当归补血汤而安者，何也？及观此汤所治，则曰治气血损伤，肌热恶寒，面目赤色，烦渴引饮，脉洪大而虚，重按似无，此脉虚血虚也。此病多有得于饥饱劳役者，是损伤脾胃之气血矣。而此案之所以必属肺胃气血损伤者，以明知其因劳役所致，而必更见脉之洪大而虚，重按似无者也。然即此症此脉，似亦补中益气之所宜，而必用当归补血汤耶？曰：以其作渴烦躁也。作渴烦躁既不可升提，而况其病之本又从两足发热、脚跟作痛而来，是肾阴素亏，更不可升提也。

儒者刘允功，形体魁伟，冬日饮水，自喜壮实。余曰：此阴虚也。不信，一日口舌生疮，或用寒凉之剂，肢体倦怠，发热恶寒。余用六味地黄、补中益气而愈。

崧疏曰：凡阴虚之人，其体不甚倦怠，壮火为之也。此时元气未虚，只补其阴足矣。若误进寒凉，以致肢体倦怠，则元气又虚矣。故既用六味，更进补中，虽有母子相生之义，然亦为肢体倦怠而用之也，不然何不合生脉乎？

一男子，腿内作痛，用渗湿化痰药，痛连臀肉，面赤吐痰，脚跟发热。余曰：乃肾虚阴火上炎，当滋化源。不信，服黄柏、知母之类而殁。

崧疏曰：凡人之下体悉属三阴，凡有痛处虽亦有湿热风气之患，然未有不因三阴虚所致也。兼而治之，犹或可愈，若不顾其本，未有不偾事也。

余甥居宏，年十四而娶。至二十，形体丰厚，发热作渴，面赤作胀。或外为砭血，内用降火，肢体倦怠，痰涎愈多，脉洪数鼓指。用六味丸及大补汤加麦冬、五味而痊。

崧疏曰：此案年十四而娶，即所云精未满而御女也。精之不足，火必有余。火有余则外象丰厚壮丽，而内实不足。更以寒凉日进，脉象亦假，此洪数鼓指者，所谓寒凉鼓激是也。既以补阴为主，即及大补汤者，亦因误服寒凉，致伤元气而用之也。然惟恐肉桂之热有伤肺阴，故又加麦冬、五味以保之。

余甥凌云汉，年十六，庚子夏，作渴发热，吐痰唇燥，遍身生疥，两腿尤多，色黯作痒，日晡愈炽。仲冬腿患疮，尺脉洪数。余曰：疥，肾疳也；疮，骨疽也；皆肾经虚症。针之脓出，其气氤氲，余谓火旺之际，必患瘵症。遂用六味地黄、十全大补，不二旬诸症愈而瘵症具，仍用前药而愈。抵冬娶妻，至春其症复作，父母忧之，俾其外寝，虽其年少谨疾，亦服地黄丸数斤，煎药三百余剂而愈。

崧疏曰：此案作渴发热，吐痰唇燥，固已属阴虚火旺矣。而遍身生疥，腿上生疮，类多湿热毒气，例用熏浴涂抹之方，而不知有肾疳、骨疽之说也。惟其属于阴虚，故两腿尤多、日晡愈炽，而况又有尺脉洪数之明验乎。然用药以六味是矣，而兼之以十全大补，内有肉桂，宁不助火为患乎？要之肾水不足，虚火游行于外，故作此疮疥，借肉桂以收藏其火，不特今日之疮疥可愈，而他日之瘵症，亦莫非肾水不足，虚火游行之症，故亦以前药而愈。

其弟云霄，年十五，壬寅夏，见其面赤唇燥，形体消瘦。

余曰：子病将进矣。癸卯冬，复见之，曰：子病愈深矣。至甲辰夏，胃经部分有青色，此木乘土也，始求治。先以六君加柴胡、芍药、山栀、芜荑、炒黑黄连数剂，及四味肥儿、六味地黄二丸，及参、苓、白术、归、芍、山栀、麦冬、五味、炙草，三十余剂，肝火渐退。更加胆草、柴胡，三十余剂，乃去芍，加肉桂，三十余剂，及加减八味丸，元气渐复而愈。

崧疏曰：此案先见面赤唇燥，形体消瘦，肾阴虚也，故有六味丸之用。继见胃经部分有青色，脾气虚也，故有六君子汤之用。然必先用六君，次及六味，脾急于肾也。其他加柴胡、白芍、山栀、黄连、胆草等，皆为肝火而设，亦法之常也。独用肥儿丸及芜荑者，小儿疳积方也。何以用之乎？予先师张静而先生曰：凡十六岁以前有痨弱症者，悉作疳积治之。此言实千古秘法，而立斋先生已先得之矣。至于前用寒凉，后用温热，此又识见所不能及者也。

脾肺肾亏损遗精吐血便血等症

少宰汪涵斋，头晕白浊。余用补中益气加茯苓、半夏愈，而复患腰痛，用山药、山茱、五味、萆薢、远志顿愈。又因劳心，盗汗，白浊，以归脾汤加五味而愈。后不时眩晕，用八味丸全愈。

崧疏曰：白浊一症，其因甚多，若胃虚湿痰下陷者，补中加茯苓、半夏，是所宜也。但人见有头晕不敢用升、柴，不知此案之白浊而所以敢用升、柴者，因有头晕故耳。盖胃经清气在下，不能上升充溢于头目，故为之晕也。补中益气升提清气上行，于是而头晕自愈，白浊自止矣。至于愈而复患腰痛，似属肾虚，而宜用六味等剂，今所用皆涩精分清之品，岂病之本在白浊，虽腰痛而治不离于本耶？盖此案原属胃虚，湿痰下陷，今甫得升起其清气，而且湿痰余气未净，若即用地黄等降滞之药，宁不复助其湿痰而清气复陷乎？故以山药等数味，原能补肾而不降滞者，兼以分清治之，所谓补肾气是也。至于又因劳心而患盗汗白浊，则以劳心为主，故用归脾。后则不时眩晕，而无他症，自当从肝肾本病主治，故用八味丸。若以前症头晕相同而亦用补中益气，非其治矣，何也？无胃气下陷之症见也。

南银台许函谷，因劳发热作渴，小便自遗，或时闭涩。余作肝火血虚，阴挺不能约制，午前用补中益气加山药、山茱，午后服地黄丸，月余诸症悉退。

此案已见小便自遗淋涩等症不当混入此中。

司厅陈石镜，久患白浊，发热体倦。用补中益气加炮姜四剂，白浊稍止，再用六味地黄丸兼服，诸症悉愈。

崧疏曰：此案用补中是矣，何以加炮姜？经云：甘温除大热。补中甘矣，未温也，不温不足以除热也。然发热而体倦者方可用此法，盖以其气虚也。不然，热症甚多，岂必用甘温乎？立斋有补中加炮姜及加桂、加附之法：加炮姜者，气虚下陷而胃阳虚寒，不能使气充斥者也；加桂、附者，气虚下陷而肾阳虚寒，不能使气充斥者也。或问此案与前汪涵斋案，同患白浊同用补中，而何以前加茯、半，此加炮姜？何以前有腰痛而不用六味地黄，此无腰痛而即用六味地黄？其意可揣乎？曰：前之加茯苓者，必以其有湿痰也；此之用炮姜者，必以其有发热也。前何以知其有湿痰？以其有头晕也。丹溪云：无痰不作晕是也。前之不用六味丸者，必以其有下陷之气也；此之即用六味者，必以其有肾水之虚也。此何以知其有肾虚，以其有发热也。丹溪云：阴虚则发热是也。

光禄柴黼庵，因劳患赤白浊。用济生归脾、十全大补二汤，间服而愈。

崧疏曰：归脾、十全非治赤白浊之剂，用之者，因劳而患耳。劳则伤心脾，亦复伤脾肾。其人之劳，必劳心而兼劳力者也，故以二方间服。孰谓赤白浊为小恙，例用分清渗利之品哉。

司厅张检斋，阴囊肿痛，时发寒热，若小腹作痛，则茎出白津。用小柴胡加山栀、胆草、茱萸、芎、归而愈。

崧疏曰：阴囊肿痛，肝胆湿热下流也，寒热是肝胆现症，小腹是肝胆部分，玉茎是肝胆所主。小柴胡汤入胆经，加茱萸、芎、归入肝经，山栀、胆草直清肝胆之火，但无渗湿之剂，然白津自出，渗湿所当忌用，只清其火而湿自去矣。夫白津自出，治者必以为虚而用补涩之药，不知本在肝胆湿热，清散之而白津自止，故曰治病须求其本。

朱工部，劳则遗精，齿牙即痛。用补中益气加半夏、茯苓、芍药，并六味地黄丸渐愈，更以十全大补加麦冬、五味而瘥。

崧疏曰：齿牙痛①属胃火上炎者多，即遗精亦属脾湿下流者多，合而观之，宜清降脾胃湿火。然劳则发者悉属脾胃气虚矣，然精与齿牙又俱属于肾，故并用六味丸。而劳则多气血两伤，故又终之以十全大补也。吾意此症，其肺胃间必有虚火，

① 痛：此下原衍“痛”字，据《内科摘要》删。

故补中益气加芍药，十全大补加麦冬、五味也。夫察症须知一贯之法，如此症，劳则遗精，其遗精必属于虚，遗精而齿牙即痛，其齿牙必属于虚。而更何有胃火上炎，脾湿下流之疑耶？

一男子，白浊梦遗，口干作渴，大便闭涩，午后热甚。用补中益气加芍药、元参，并加减八味丸而愈。

崧疏曰：凡病口干作渴，大便闭涩，俱以为实火。即不然，亦必以为燥火。就使午后热甚属阴虚、血虚，然亦未有不以为阴虚火旺、血虚燥结之症耶。虽见有白浊遗精，独无火燥所致者乎？而必用补中、八味者何也？予细详先生序法，有可知其意者。盖此案因白浊久而后至于梦遗，因梦遗久而后至于口干作渴等症，非先有口干作渴等症而后兼有白浊梦遗也。故先生先序白浊，次序梦遗，又次序口干作渴等症。若然白浊者脾胃之气已虚，梦遗者肾脏之阴亦虚矣。脾肾既虚，则口干作渴等症非实火也明矣。是不得不用补中以补脾胃，八味以补肾脏也。然虚中原有火燥，故补中加白芍、元参以清火，八味去附子加五味以润燥。甚矣，先生笔法之妙也。

一男子，茎中痛，出白津，小便秘，时作痒。用小柴胡加山栀、泽泻、炒连、木通、胆草、茯苓，二剂顿愈，又兼六味地黄丸而痊。

崧疏曰：此案似少阳经湿火所致，故用小柴胡汤加清火渗湿之品治之。然察其所以，则火甚于湿，何也？盖以黄芩、山栀、黄连、胆草清少阳火之药不遗余味，而渗湿之药不过泽泻、木通、茯苓轻浅者而已，然数味亦只是使火从小便中出耳，初不必论有湿、无湿也。若果湿甚，六味丸又不可兼用。今兼用六味丸者，盖因少阳火盛则厥阴之阴必虚，故又兼用此丸以补之，况小便实为肝经所主者乎？夫小便有病，大概皆以膀胱为主，即白津出者，亦必以通利为先，若茎中痛、小便秘而论，更属宜然。不知膀胱属一定之腑，而所以致此腑之病不一，盖相火寄位于肝经，少阳实主之。茎中之病相火为多，白津非相火所系乎？痛痒非肝经所为乎？故曰肝主小便也。然相火当从肾经主治，而知、柏在所宜用，然而知、柏治肾经相火，而山栀、胆草实治肝经相火者也。而究不离乎肾，故又兼用六味丸也。

一男子，发热，便血，精滑。一男子尿血，发热。一男子发热，遗精，或小便不禁。俱属肾经亏损，用地黄丸、益气汤以滋化源，并皆得愈。

崧疏曰：此三案自属肾经亏损无疑，其用地黄丸允当矣。何必兼用益气耶？盖便血、尿血、遗精及小便不禁诸症，其为元气下陷者居多。虽曰阴虚火旺，总不宜独用补阴降火之剂，何也？补阴降火则火迫于下，而遗滑等症更甚矣，故当兼用升补元气之品，此地黄丸、益气汤所以兼用而并皆得愈也。虽然，此亦以虚症论耳，即此三案尽多少阳、阳明实火湿热所致，又当以色脉及兼症细详之。

一男子，鳏居数年，素勤苦，劳则吐血，发热烦躁。服犀角地黄汤，气高而喘，前病益盛，更遗精白浊，形体倦怠，饮食少思，脉洪大，举按有力，服十全大补加麦冬、五味、山茱、山药而愈。

崧疏曰：此案脉洪大，举按皆有力，宜作实火治，况鳏居数年者乎？不知其人素勤苦，而病又劳则发之，又服寒凉而增病，且形体倦怠，饮食少思，则此脉自当作不足假象论，而非实火也明矣。夫吐血已下诸症血虚也，气高已下诸症气虚也，故用十全加麦冬、五味者为气高而喘也，加山茱、山药为遗精白浊也。

儒者杨启元，素勤苦，吐血发痉，不知人事。余以为脾胃虚损，用十全大补汤及加减八味丸而痉愈，再用归脾汤而血止。

崧疏曰：痉症多发于亡阳或失血之症，或病后气血两虚者，要不离乎肝木之象也。此案在勤苦吐血所致，则宜补血为要，而用十全、八味温补脾肾之方者，必有大虚大寒脉症现耳。且既云脾胃亏损，而治兼及肾者，盖吐血属脾胃土虚寒不能统摄，而脾胃土之虚寒，又属命门火衰不能生土之故也。虽现肝木之象，土已亏损，无暇治肝木矣。至痉愈后而仍用归脾，此是勤苦吐血之本方也。论血症未止而用桂、附，非灼见有虚寒者不可也。痉证诸法详见《良方》①第三卷。

一儒者，因饮食劳役及恼怒，眉发脱落。余以为劳伤精血，阴火上炎所致，用补中益气加麦冬、五味，及六味地黄丸加五味，眉发顿生如故。

崧疏曰：眉发脱落，世皆不问所因，悉云疯症②，而以毒药治之。稍知医者，亦不过养血润燥而已，不知属精血之伤，阴火上升而然也。然阴火上升而用升提之品，独不虑阴火更致

① 良方：即经薛己校订的《妇人良方大全》。
② 疯症：麻风。

上升乎？盖精血既伤，无以制养阴火，势必上升，上升则乘脾克肺，而脾肺之气必伤，伤则必陷。此时只降阴火，则脾肺之气愈伤愈陷，往往有痰嗽、便泻之症生焉。然只升其气，又恐助其阴火上升之势，而脾肺之症更剧，两难之际，实云掣肘。先生乃用一升一降之法，使脾肺之气得充，阴火之升得降，并行而两不相悖者也。至于加减之法，则在临症者随机应变耳。凡今痨弱之症，莫非精血损伤、阴火上升之局，故详论之，不特眉发脱落也。此案因饮食劳役，脾肺之气已虚，及恼怒，肝肾之阴亦虚矣，故用药如是。然予谓精血属阴，既劳伤其精血，只宜补阴而已，何必复用补中以补脾肺之元气耶？不知有形藉无形而生，故精血必藉元气而生，是以既用六味补其阴，而复用补中也，先生所以常用二方为滋化源也。

一男子，年二十，巅毛脱尽。用六味地黄丸，不数日发生寸许，两月复旧。吴江史万湖云：有男女偶合，眉发脱落，无药调治，至数月后复生。

崧疏曰：须发实精血之所荣，故年老之人精血必衰，须发必白，而巅顶多秃。若病后发落，是亦精血衰之故，可见肾气为须发之本，精血为须发之华。舍是而求焉，其愚甚矣。观此二案，一用六味丸而发生，非补肾经之精血而效乎？一偶合而眉发脱落，非肾经之精血亏损而然乎？益可信矣。

一童子，年十四，发热吐血。余谓宜补中益气以滋化源，不信，用寒凉降火，愈甚。始谓余曰：童子未室，何肾虚之有？参、芪补气，奚为用之？余述丹溪先生云：肾主闭藏，肝主疏泄，二脏俱有相火，而其系上属于心，心为君火，为物所感，则易于动，心动则相火翕然而随，虽不交会，其精亦暗耗矣。又《精血篇》云：男子精未满而御女以通其精，则五脏有不满之处，异日有难状之疾。遂用补中益气及地黄丸而瘥。

崧疏曰：童子发热吐血，世多有之，先生何以即知其当用补中益气耶？至于寒凉降火亦不甚相远，而服之愈甚者必有肝肾脾肺之虚症、虚脉现乎。然近世十四、五岁童子虚症颇多，或得于先天秉受之不足，或得于后天所斫丧之太早，不特发热吐血为然，即凡诸症每每由此。

一男子，咳嗽吐血，热渴痰盛，盗汗遗精。用地黄丸料加麦冬、五味治之而愈。后因劳怒，忽吐紫血块，先用花蕊石散，又用独参汤渐愈。后劳则咳嗽吐血一二口，脾肺肾三脉皆洪数，用补中益气、六味丸而痊。

崧疏曰：立斋先生凡遇如此案之症，未尝不以补中、六味或兼生脉，以兼脾肺肾之法治之。而此案何以只用六味合生脉以补肺肾，而独遗其脾也？是必阴分独虚，而且燥热者然耳，何以知之？盖无肢体倦怠，饮食少思等症故也。至劳怒后忽吐紫血块，则脾气亦虚矣。然瘀血不可不消，故先用花蕊石散消之，而后继以独参汤补元气。此因劳怒则元气既伤，消瘀则元气复伤，故以独参汤直补元气者进之，若兼他药，其功不专而且缓矣。及后劳则咳嗽吐血一二口，而脉见脾肺肾三脉皆洪数，是肺肾既以素虚，而脾亦因劳怒之后同虚矣，故即以补中、六味常法进之也。然洪数之脉，未尝无火，独见于肾，犹曰阴虚火旺也，尚可用六味补阴而火自退。若兼见于脾肺，人未有不曰气分有火，若用参、芪，则肺热还伤肺矣。不知从劳后吐血而见，则其洪数正是脾肺气虚极处，土被火烁，金被火销，非急补土金之元气，何以退销烁之邪乎？

辛丑夏，余在嘉兴屠内翰第，遇星士[1]张东谷谈命，时出中庭，吐血一二口，云：久有此症，遇劳则作。余意此劳伤肺气，其血必散，视之果然。与补中益气加麦冬、五味、山药、熟地、茯神、远志，服之而愈。翌早请见，云：每服四物、黄连、山栀之类，血益多而倦益甚，今[2]得公一匕，吐血顿止，神思如故，何也？余曰：脾统血，肺主气，此劳伤脾肺，致血妄行，故用前药健脾肺之气而嘘血归源耳。后率其子以师余，余曰：管见已行于世矣，子宜览之。

崧疏曰：此案云劳伤肺气，补中合生脉足矣，而更加六味、归脾之半，要之劳者未有不兼伤心脾与肾也。夫劳心者伤心脾，当用归脾汤主之；劳力者伤脾肾，当用十全、六味主之；劳烦者伤脾肺，当用补中益气汤主之。然未尝不可合而治之，但要分心脾、脾[3]肾、脾肺之伤，孰轻孰重，而主使之也。大概多言者伤肺，多思者伤脾，此正星士之所劳、之所伤也，故以补中益气汤为主。然多言多思未有不伤心者，故复加茯神、远志。心与肾交，心伤则肾亦伤矣，故并加山药、熟地。

肝脾肾亏损下部疮肿等症

通府黄廷用，饮食起居失宜，两足发热，口干吐痰。自用二陈、四物益甚，两尺数而无力。余曰：此肾虚之症也。不信，仍服前药，足跟热痒，以为疮毒，又服导湿之剂，赤肿大热。

---

① 星士：善于占卜吉凶、推算命运的人。
② 今：原作“余”，据《内科摘要》改。
③ 脾：原脱，据文义补。

外用敷药，破而出水，久而不愈。及用追毒丹，疮突如桃。始信余言，滋其化源，半载得瘥。

崧疏曰：此案以饮食起居失宜，足知其虚矣。所患两足发热，非肾水亏乎？口干吐痰，非脾气虚乎？即口干吐痰，未必是脾气虚，而两足发热，其属肾水虚也无疑。何以用二陈、四物哉？二陈复伤脾气，四物不补肾水，宁不益甚乎？至于脉见两尺数而无力，益见肾虚明验，盖不特水虚，抑且火虚矣。奈何仍服前药，以致肾益虚，而现足跟热痒之症耶，足跟是肾经所主，热痒是虚火之征。不必谓非疮毒，即疮毒也，而疮毒岂无虚症乎？岂无肾经之虚症乎？乃必用外科诸法，以致变幻，究竟导湿之后，热痒不退，而反赤肿大热。敷药之后，脓血全无，而反所出是水。及追毒之后，仍无脓血，而反疮突如桃，是皆肾虚之故。非滋化源，不能愈也，为外科者可所当知也。

儒者章立之，左股作痛。用清热渗湿之药，色赤肿胀，痛连腰胁，腿足无力。余以为足三阴虚，用补中益气、六味地黄两月余，元气渐复，诸症渐退。喜其慎疾，年许而全。

崧疏曰：凡痛在一处者，大概皆以经络阻滞治之，或气或血，或痰饮，或闪挫，或湿热，或肿毒，未有不用消克通利之品。即曰股属三阴部分，若虚则当两股皆痛，亦何限左右乎？今曰左股作痛，宜乎用清热渗湿之药矣。及至色赤肿胀，未有不疑其湿热之甚，肿毒之成也。即痛连腰胁，腿足无力，亦痈疽剧症之所恒有。虽或知其三阴虚也，而且消之散之，解之攻之，俟其赤肿退而后补之，此常法也。孰敢即用补中、六味乎，甚矣！即用补中、六味而至于两月余，而后元气渐复，诸症渐退。且曰喜其慎疾，年许而痊，吾不意此案之虚，虚而一至此乎。然非医者明眼不能治，病者笃信不能愈也。夫以一路之法，而至两月余，而后诸症渐退，医者不更方，病者不更医，其孰能之哉。

府庠钟之英，两腿生疮，色黯如钱，似[1]癣者三四，痒痛相循，脓水淋漓，晡热内热，口干面黧。此肾虚之症，用加味六味丸，数日而愈。此等症候，用祛风败毒之剂，以致误人多矣。

崧疏曰：两腿虽属阴分，而生疮色黯，不过湿热之气下流而已，而况脓水淋漓者乎？不知果系湿热，当不止于如钱、似癣者三四而已，所谓疮为肾疳，于面黎更足征矣。虽然面黎不足征之，凡属肾虚者，必其疮经年累月，涂抹而不愈者也，亦非定生于两腿而已。

一男子，素遗精，脚跟作痛，口干作渴，大便干燥，午后热甚。用补中益气加芍药、元参及六味地黄丸而愈。

崧疏曰：此案似只宜补阴，不必补气，盖以大便燥结故也。不知大便之干燥，虽属肾水不足，亦由脾肺气虚不能运行也。然未免有火，复加芍药、元参于补中益气汤中以清之，及六味滋其肾水，则大便自润，而诸症自愈。况遗精一症，原不宜独用补阴之法，盖以补阴则火降而精愈下遗，固当先用升补元气之剂，盖遗滑诸症，自属元气下陷者多也。然清火而必用芍药、元参者，以遗精者必有相火，而相火在于肝肾，故加芍药以清肝经之相火，加元参以清肾经之相火也。此案当与遗精白浊门

① 似：原作“以”，据《内科摘要》改。

中一男子白浊梦遗，口干作渴等症一案同参。

脾肺肾亏损大便秘结等症

一儒者，大便素结，服搜风顺气丸后胸膈不利，饮食善消，面带阳色，左关尺脉洪而虚。余曰：此足三阴虚也。彼恃知医，不信，仍服润肠丸，大便不实，肢体倦怠。余用补中益气、六味地黄，月余而验，年许而安。若脾肺气虚者，用补中益气汤。若脾经郁结者，用加味归脾汤。若气血虚者，用八珍汤加肉苁蓉。若脾经津液涸者，用六味丸。若发热作渴饮冷者，用竹叶黄芪汤。若燥在直肠，用猪胆汁导之。若肝胆邪侮脾者，用小柴胡加山栀、郁李、枳壳。若膏粱厚味积热者，用加味清胃散。亦有热燥、风燥、阳结、阴结者，当审其因而治之。若复伤胃气，多成败症。

崧疏曰：大便结者，法当润之攻之，然须看病从何来，如从外邪传里作结，或从热症干燥作结，其中有物，固宜用润攻之法。且有气虚血虚，虽有物而不任润攻者，亦当于养气养血之中加润攻之品以出之。而此案云大便素结，不言病症所从来，则知非外邪传里所结，亦非热症干燥所结。而其所以素结者，岂非大便属肾，肾水虚而大便为之素结耶。搜风顺气之品既燥且耗，致脾土虚矣，既燥且耗，不特水土虚，而肝为血脏，血虚而木亦虚矣。况症见胸膈不利，肝虚之明验；饮食不消，脾虚之明验；面带阳色，肾虚之明验；而脉现左关尺洪而虚者，宁非足三阴虚症乎？三阴既虚，而复用润肠丸更伤脾气，所以大便不实，肢体倦怠也。夫脾气既伤，当先补气，故先用补中兼用六味。然至月余而愈，年许而安，甚矣。大便之不可润也，而况攻乎？至所论阳结阴结，按仲景云：脉有阳结阴结者，何以别之？曰：其脉浮而数，能食不大便者，此为实，名曰阳结，期十七日当剧；其脉沉而迟，不能食，身体重，大便反鞕，名曰阴结，期十四日当剧。东垣云：阳结者散之，阴结者热之。所云实秘、热秘即阳结也，所云虚秘、冷秘即阴结也。

一老儒，素有风热，饮食如常，大便十七日不通，肚腹不胀，两尺脉洪大而虚。此阴火内烁津液，用六味丸二十余剂，至三十二日始欲去，用猪胆润而通利如常。

崧疏曰：凡大便不通者，须问小腹内急迫欲去否，欲去不能去，始可去之。又须看两尺脉实否，脉实而大便不去，始可去之。不然虽半月一月，不可去也。经云：北方黑色，入通于肾，开窍于二阴。故凡见年高色苍黑之人，每多便难症，此是肾阴虚竭之故。惟大补肾阴，少佐辛润之品，不厌频服，任其自通，方无他变。予常见年老人、虚脱人，大便久秘，颇亦无害，峻药通之，未有不随通而即毙也。如此案儒而云老，其肾自虚，风热素有，其水自涸，由是而大便不通，固已当知其不宜速去矣。而况饮食如常，无他症也，肚腹不胀，无急迫也，合之于脉，而两尺洪大而虚，此又肾水虚涸之明验。虽曰阴火，只补其水而火自退也。惟伤寒外邪传里作结而大便秘者，宜速去之，然亦当看其人气血之虚实为变通也。

一老妇，年七十有三，痰喘内热，大便不通，两月不寐，脉洪大重按微细。此属肝肺肾亏损，朝用六味丸，夕用逍遥散，各二十余剂，计所进饮食百余碗，腹始痞闷，乃以猪胆汁导而通之，用十全大补调理而安。若间前药，饮食不进，诸症复作。

崧疏曰：案既云肝肺肾亏损，何以用药只顾肝肾而不顾肺耶？且六味、逍遥朝夕并进之法，又似独重于肝者，何也？要之，七十有三之老妇，其肝阴常不足，而肝气多郁遏；肝气多郁遏，则肺气亦郁遏矣；肝阴常不足，则肾阴亦不足矣。六味丸补其肝阴，即所以补其肾阴也；逍遥散散其肝气，即所以散其肺气也。故用药虽似独重于肝，未尝不顾及肺肾。若以为肺虚，必用补气之品，然所云计所进饮食百余碗者，其气之不虚也可知。气虽不虚，而肝肺肾之阴实虚，故腹痞闷时只用外导，不用内攻。一通之后即用十全大补者，气因通而泄也。于此见气之不虚者，尚不宜攻其大便，而况气之虚者乎？于此见气之不虚者，大便既通，即当兼补其气，而况气之虚者乎。

一男子，年五十余，因怒少食，大便不利。服润肠丸，大便秘结，胸胁作痛，欲兼服脾约丸，肝脾肾脉浮而涩。余曰：此足三阴精血亏损之症也。东垣先生云：若人胃强脾弱，约束津液，不得四布，但输膀胱，小便数而大便难者，用脾约丸[①]。若人阴血枯槁，内火燔灼，肺金受邪，土受木伤，脾肺失传，大便秘而小便数者，用润肠丸。今滋其化源，则大便自调矣。如法果验。

崧疏曰：因怒食少，大便当泄泻，今反云不利。服润肠丸，大便当通利，今反云大便秘结。乃观其脉曰肝脾肾浮而涩，先生不曰三阴亏损，而曰三阴精血亏损。盖三阴之血亏损也，故因怒食少，大便不泄泻而反不利。三阴之精亏损也，故服润肠丸大便不能通利而反秘结。夫精血，非水也，非气也，水与气属无形之元，精与血属有形之物，虽同而实异也。故凡脉见浮洪，重按无力，或洪劲重按不足者，是皆水与气之亏损，则先

① 若人……脾约丸：语见《注解伤寒论》辨阳明病脉证并治篇。

生直曰三阴亏损而已。浮而涩固是血枯精竭之象也，然治法亦不过曰滋其化源，则又虽异而实同也。盖精固气之所化，血固水之同源，无形而生有形，理自如此也。

一儒者，怀抱郁结，复因场屋不遂，发热作渴，胸膈不利，饮食少思。服清热、化痰、行气等剂，前症益甚，肢体倦怠，心脾二脉涩滞。此郁结伤脾之变症也，遂用加味归脾汤治之，饮食渐进，诸症渐退。但大便尚涩，两颧赤色，此肝肾虚火，内伤阴血，用八珍汤加苁蓉、麦冬、五味，至三十余剂，大便自润。一男子，所患同前，不信余言。服大黄等药，泄泻便血，遍身黑黯，复求治[①]。余视之曰：此阴阳二络俱伤也。经曰：阳络伤则血外溢，阴络伤则血内溢[②]。辞不治，后果然。

崧疏曰：此案以如是之症，如是之脉而论，其为心脾郁结，气血两伤之症，而用加味归脾汤治之，无容疑议矣。独诸症渐退后大便尚涩，两颧赤色，固属肝肾虚火，似宜用六味丸为当。而又曰内伤阴血，用八珍汤者，岂以脉涩者，终属血少，而非水虚乎？六味丸但能补水，而不能补血乎？固当知涩脉之不可用泥滞之药，血虚之宜兼用补气之方也。至于后案阴阳二络俱伤者，但见便血，不见吐血，何以云然？不知遍身黑黯，即是血之外溢，非必吐也。

职方陈莪斋，年逾六旬，先因大便不通，服内疏等剂，后饮食少思，胸腹作胀，两胁作痛，形体倦怠，两尺浮大，左关

---

① 求治：原作“治求”，据《内科摘要》乙正。
② 阳络……内溢：语本《灵枢·百病始生》。

短涩，右关弦涩。时五月，请治，余意乃命火衰，不能生脾土，而肺金又克肝木，忧其金旺之际不起。后果然。

崧疏曰：年老大便不通，非水虚即血少。内疏之剂，自能伤脾，以致变证如是，皆伤脾之验也。至于脉之两尺浮大，不特水虚，抑且火虚矣。左关短涩，肝血又虚矣，右关弦涩，脾阴又虚矣。四脏皆亏，更何生乎？独是人生以脾土为重，此症不死于木旺之际，而死于金旺之际者，何也？盖木已受伤，不能克土，土反无仇，而木固不能自保矣。况四脏皆病，惟金无恙，以无恙之金，当权旺之令，其摧残之木，何能堪此乎？木为东方生气，慎矣！生气之不可不养也，世谓肝无补法，谬之甚矣。

补　遗

元气亏损内伤外感等症

知州①韩廷仪，先患风症，用疏风、化痰、养血之药，其腿膝骨内发热作痛。服十味固本丸、天麻丸，益甚，两尺脉数而无力。余以为肾水不能生肝木，虚火内动而作，非风邪所致也。不信，又服羌活愈风丹之类，四肢痿软，遍身麻木，痰涎上涌，神思不清。余曰：皆脾气亏损，不能营养周身，又不能摄涎归源。先以六君加芎、归、木香数剂，壮其脾气以摄涎归源，又以八珍汤数剂，以助五脏生化之气而营养周身，诸症渐愈。乃朝服补中益气汤培养脾肺，夕用六味地黄丸滋补肝肾，如此三月余而安。

崧疏曰：此案脉症显然易知其为肾经虚火，盖腿膝骨属肾，发热作痛属虚火，两尺属肾经，数而无力属虚火。奈何不治其本，而更以羌活愈风汤之类复伤脾气，以致变生诸症，皆脾经气血两虚，而独言脾气者，因气虚甚于血虚也。先之以六君，壮其脾气也，壮其脾气则自能摄涎归源矣。初无摄涎之品也，加芎、归者，不忘乎血虚也。加木香者，鼓动其气也，惟鼓动故能摄也。继之以八珍，助五脏生化之气也，助其生化则自能营养周身矣，初无营养之方也，八珍，气血两补之方也。补气血而云助五脏，五脏皆气血所养故也。气血得补，即为助其生化之气，而周身得以营养也。末又以一升一降之法调补之，斯又所谓滋其生化之源也。且补中所以治羌活愈风以后之症，六

① 知州：明代一州之长官。

味所以治疏风化痰以后之症。然必先用六君者，气虚急于阴虚也，又必次用八珍者，脾经急于肺肝肾也。此案骤读之甚觉错综，徐观之实有条理，学者所当潜心体察焉。

脾胃亏损心腹作痛等症

一妇人，心腹痛，诸药不应。余用炒黑山栀、桔梗治之而愈。

崧疏曰：此案必属郁火痛，故以黑栀导其火屈曲下行，而以桔梗载之在心包络之分也。此丹溪法也，孰谓立斋不遵丹溪而专用温补耶？亦遇理势之宜不宜耳。

脾胃亏损吞酸嗳腐等症

一男子，脾胃不和，服香燥行气之药，饮食少思，两胁胀满。又服行气破血之剂，致饮食不入，右胁胀痛，喜手按之。余曰：肝木克脾土，而脾土不能生肺金也。用滋化源之药四剂，诸症顿退。余曰：火令在迩，当再补脾土以养肺金。不信，后复吐脓而殁。

崧疏曰：此案不见有肺虚之候，而先生即云脾土不能生肺金。且预嘱其火令在迩，当补土以养肺金，而后则果以吐脓而殁。此何见耶？岂以香燥行气之药必伤于肺金乎？抑以右胁胀痛为右属肺金乎？抑又以脾土虚者自必不能生肺金乎？抑当时有现于脉而云然乎？总之，香燥行气之药，凡病所当忌。而世之见脾胃不和者，例必用之，可慨也夫。

脾肾亏损停食泄泻等症

佥宪高如斋，饮食难化，腹痛泄泻。用六君子加砂仁、木香治之而痊。后复作完谷不化，腹痛头疼，体重倦怠，余以为脾虚受湿，用芍药防风汤而愈。

崧疏曰：此案但云饮食难化，则非停食可知，是属脾虚泄泻之症。其腹痛者，气不和也，故可用六君以补脾，加香砂以和气也。至于完谷不化，有属脾肾虚寒者，有属邪热不杀谷①者，而此案以体重倦怠，故知其脾虚受湿之症，由是而腹痛头疼，皆属于湿之所致矣。

太仆杨举元，先为饮食停滞，小腹重坠。用六君子加升麻、柴胡，愈②。后饮食难化，大便不实，里急后重，数至圊而不得便，用升阳除湿防风汤而痊。后心腹作痛，饮食不甘，用和中丸加益智仁等，愈。

崧疏曰：此案既云饮食停滞，何不于六君子中加消导之品，而直加升、柴者，以小腹重坠，知其脾气已下陷也。下陷者虚甚矣，故不可用消导，而急为之升举也。至于里急后重，数至圊而不得便之症，大概皆以脾经元气下陷之剧症，所用者但知有补中益气汤而已，而不知元气固已下陷，其中有湿气缠滞而然者，则当既升其阳，复当兼除其湿。而补中益气，但能升阳，非除湿之品，况归、芪反能助湿，而升、柴徒能提湿上行乎。升阳除湿防风汤内多风药，风能燥湿，并能升举，是诚对症之方。与补中益气意虽同，而理实异也。若后之心腹作痛，饮食不甘，其因虽多，然从前而来，未始非脾胃不健不运之故，故以和中丸和其中，倍加益智者，脾胃喜温，温之则健运矣。

---

① 杀谷：消化谷物。

② 愈：《明医杂著》作“渐愈”二字。

光禄杨立之，元气素弱，饮食难化，泄泻不已，小便短少，洒淅恶寒，体重节痛。余以为脾肺虚，用升阳益胃汤而痊。凡泄泻服分利调补之剂不应者，此肝木郁于脾土，必用升阳益胃之利，庶可取效。

崧疏曰：此案洒淅恶寒是肺经症，然亦是肝木郁抑之象。体重节痛是肝经症，然亦是脾经湿甚之象。故用升阳益胃汤，既以补脾肺为主，而兼有升木去湿之品在内为洽当也。及观凡泄泻之说，方知升阳益胃之妙，盖泄泻症，未有不是肝木郁于脾土者，亦未有不是脾胃受湿也。

学士吴北川，过饮痰壅，舌本强硬。服降火化痰药，痰气益甚，肢体不遂。余作脾虚湿热治之而愈。

崧疏曰：舌本虽云心脾肾三经所络，然究亦阳明经之所辖也，是以湿热能病之，故前中风条中有二案，亦以湿热治之而愈。是以常论中风诸症，多在阳明，有湿热、有燥火，二者皆能患中风诸症也。此案宜入中风条。

沈大尹，每五更即泄，余以为肾泄。用五味子散，数剂而愈。后不慎起居，不节饮食，其泻复作，日夜无度，畏寒饮食，且难消化，肌体日瘦。余曰：乃变火衰之症也。遂与八味丸，泻止食进。

崧疏曰：五更泻原属肾火衰症，故常用二神、四神治之。虽然，亦有属肾水虚者，更有属肝木乘脾土者，须以脉症参之。至后变火衰之症，用八味丸而泻止食进，是肾阴虚而火衰者宜之。若肾气虚而火衰者，还宜用二神、四神。若用八味，所谓生柴湿炭，不能发火，徒滋其湿而已。能辨之者，只在燥湿之分耳。

一儒者，季夏患泄泻，腹中作痛，饮食无味，肢体倦怠。余用补中益气汤、八味丸，月余而痊。后彼云：每秋间必患痢，今则无恙，何也？余曰：此闭藏之月，不远房帏，妄泄真阳而然，前药善能补真火，火能生土，脾土气旺而患免矣。

崧疏曰：季夏，长夏也，正为土旺之时，当其旺时而患泄泻之症，其为土之虚也可知。土既虚，木必克之，火不生之，斯腹中作痛之所由来也。故既用补中以升提之，使必克者不克；复用八味以温补之，使不生者必生；则土既去其仇，更得所乳，无怪每秋患痢之悉愈也。然，予因有所悟焉，每秋患痢，世人皆谓有宿积于肠胃之隐癖处，故至其时而发，当用逐攻去积之药，以蜡匮①服之。不知其源有出于闭藏之月不远房帏，妄泄真阳而然耶。其所用药亦以补中、八味治之，岂必以攻逐去积为主哉。

宪副②屠九峰，先泻而口渴，尺脉数而无力。恪用解酒毒、利小便之剂，不应。余曰：此肾阴亏损，虚火炽甚，宜急壮水之主，不然必发疽而不能收敛也。不信，别服降火化痰之剂，患③疽而殁。

崧疏曰：凡泻多渴而属胃虚者多，故有七味白术散为治斯症之要药。不知久泻伤肾，肾为五液之主，故泻、渴之属肾虚者多，宜用壮水之法。不知久泻伤阳，阳为命门真火，故泻、

① 蜡匮：以蜡为衣。
② 宪副：对按察副使的敬称。
③ 患：《明医杂著》此上有“果”字。

渴之属命门火衰者更多，宜用益火之法。此案尺脉数而无力，不特水虚，亦且火衰矣，故断其发疽，盖疽属阴症也。或问：先生明言肾阴亏损，虚火炽甚，宜急壮水之主，则似火盛矣，何以断其发疽而属阴耶？曰：虽云肾阴亏损，而其实虚火炽盛，虚火即是火衰，而况云尺脉数而无力，不言左右，则火亦衰可知，故所发不为痈而为疽也。夫痈属阳明实火，若肾经虚火所发，即痈也，而实疽矣。或又问：此案先生于何处知其必发疽耶？曰：九峰必嗜酒之人也，嗜酒而且肾虚，即经所谓膏粱之变，足生大疔之意，故断知其必发疽也。或又问：此案中不言嗜酒，何以知其嗜酒耶？曰：观其恪用解酒毒，利小便之剂，非嗜酒之人乎？或又问：嗜酒之人，阳明必有火，何以不发痈而发疽耶？曰：因肾经虚故也，因尺脉数而无力也。

一儒者，小腹急痛，溏泄清冷，大便欲去不去。余谓此命门火衰，而脾土虚寒也，用八味丸月余而愈。向后饮食失宜，前症仍作，小腹重坠，此脾气下陷也，用补中益气汤而痊。凡寒月溏泄，清冷腹痛，若脾肾虚寒，宜用四神丸。若脾肾虚脱，用六君姜、桂。如不应，急补命门之火以生脾土。

崧疏曰：大便欲去不去，大概皆以为气滞，欲用调气之品。明眼者亦以为脾气陷，欲用升补之剂，不知有命门火衰，不能气化，故欲去而不去也。所以然者，因溏泄清冷也；若气滞者，则秘利垢滞矣；若气陷者，则小腹重坠矣。故向后前症复作，而小腹重坠，即云脾气下陷，而用补中益气矣。至于所论脾肾虚寒、脾肾虚脱，寒与脱一字之异，而用药有不同处，实堪会心。盖寒则独温其肾，脱则专补其脾，如此治法，岂非毫厘之辨哉？若夫如不应者，总结上二症之辞也。盖虚寒者，既当补命门之火，而虚脱者，不当补命门之火乎？要知脾肾属生化之源，至于虚寒而或虚脱矣，其补母以救子，何可缓耶，故云急也。

脾胃亏损停食痢疾等症

司马王荆山，患痢后重，服枳壳、槟榔之类，后重益甚，食少腹痛。余以为脾胃伤而虚寒也。用六君子加木香、炮姜而愈。

崧疏曰：痢而后重，在初起实症原当用枳壳、槟榔之类以调之，此案云服之后重益甚，则为脾胃之虚也何疑。食少腹痛，在初起实症原属湿热垢滞之物以壅之，此案因后重益甚而见，则为脾胃之虚也又何疑。独以为虚而寒也，则未见有现症可据，或亦如前本条中一上舍患痢，自知医而服芍药汤，因后重益甚之案，内有“腹寒肢冷”四字，而后确知其为虚寒，所用亦是六君加炮姜、木香得愈。而此案无此四字，何以亦用之耶？岂以虚者多寒之故，或有见于脉乎？

祠部李宜春，患血痢，胸腹膨胀，大便欲去而不去，肢体殊倦。余以为脾气虚弱，不能摄血归源，用补中益气汤，加茯苓、半夏治之渐愈。后因怒，前症复作，左关脉弦浮，按之微弱。此肝气虚不能藏血，用六味丸治之而愈。

崧疏曰：此案既云脾气虚弱，不能摄血归源，法当用归脾汤。今用补中益气汤者，岂以大便欲去而不去为元气下陷之故耶？非也，因肢体殊倦而设也，盖肢体殊倦是脾气虚弱。脾气虚弱者非升补不愈，不必问其下陷否也，故用补中益气汤。若归脾汤者，补脾阴之方，与补脾气不同耳。至于肝气虚不能藏血，而用六味丸者，一则乙癸同源，一则肝气属阴也。然而于此见先生察病用药之意其细入微，而脉不可不知也。夫前症复作耳，未尝异也，未尝增也，虽因怒所致，宁不仍是脾气虚弱之故乎？何以前用补中之升而偏于气分，后即用六味之降而偏于阴分耶？天壤之隔而在于一人一病之间者，其要不在于因怒，而在于左关脉弦浮按之微弱耳，在于脉弦浮按之微弱，见于左关耳。

脾胃亏损疟疾寒热等症

一妇人，饮食后，因怒患疟，呕吐。用藿香正气散二剂而愈。后复怒①，吐痰甚多，狂言热炽，胸胁胀痛，手按少止，脉洪大无伦，按之微细。此属肝脾二经血虚，以加味逍遥散加熟地、川芎二剂，脉症顿退，再用十全大补而安。此症若用疏通之剂，是犯虚虚之戒矣。

崧疏曰：此案之用藿香正气散以治疟者，因于呕吐也。然疟而呕吐，未始非少阳经症，小柴胡汤是对症之方，况因怒而患，更为允当，何以不用耶？不知在饮食后因怒而患，则虽肝气当理，而饮食更当消也。藿香正气散既能理肝气，复能消饮食，既能止呕吐，复能散疟邪，较之小柴胡汤之但能入少阳以散疟邪，止呕吐理肝气，而不能入阳明并消饮食也，自亲切矣。至于后复吐痰甚多，狂言热炽而论，似乎阳明之实火旺也。仍前而来，岂非从阳明经入阳明腑乎？然以胸胁胀痛，手按少止而论，则确乎肝脾两脏之血俱虚也。故用加味逍遥散补正清邪入肝脾之剂，又加熟地、川芎合四物汤，重补其血耳。然以脉

① 怒：原脱，据《内科摘要》补。

之洪大无伦，按之微细而论，则又似乎脾肺之气虚，或肝肾之阴虚也。所当用者，补中、六味也，而何以不用哉？岂以狂言热炽之症，不属于肺，不属于肾，而必属于肝脾乎。故不从补气，不从补阴，而必从补血乎。抑以狂言热炽之症，从疟后来者，为其肝脾尚有余邪未尽乎。故不用补中，不用六味，而必用逍遥乎。噫！微矣！

脾肺亏损咳嗽痰喘等症

一儒者，咳嗽痰甚，胸膈不利，饮食少思，肢体倦怠，脉浮大，按之微弱。服二陈、枳壳等药，愈甚。余曰：脾肺肾虚也，用补中益气汤、六味地黄丸而愈。

崧疏曰：此案脉症但见其脾肺虚而已，未见其肾虚也，大概右手脉浮大按之微弱者，属肝肾之阴虚。此案只言脉浮大，按之微弱，要知其左右手皆然耳。故治法如是。

余甥范允迪，亦患前症，脉浮大，按之微弱，服二陈、枳壳等药愈甚。余曰：此脾肺肾虚也，亦以补中六味而愈。

崧疏曰：补中、六味若用之不当，则反增痰嗽而胸膈更不利矣，惟症见饮食少思，肢体倦怠，脉见浮大，按之微弱，而又服枳壳、二陈消痰止嗽利气之剂，不但不应，抑且愈甚者，然后可放胆用之。

周上舍，每至夏患咳嗽，服降火化痰之剂，咳嗽愈甚，脾肺肾脉皆浮而洪，按之微细。余曰：此脾土虚，不能生肺金，肺金不能生肾水，而虚火上炎也。朝用补中益气汤，夕用六味地黄丸而痊。后至夏，遂不再发。

崧疏曰：此案即前二案之症，治法亦同。独此案云“每至夏”，夏为土旺之令，人身脾虚者不能与天时同旺，故每至此而病。然脾虚则一也，何论于时令乎？又云：脾肺肾脉皆浮而洪，按之微细。前云脉浮大按之微弱，浮洪即浮大，微细即微弱，大概浮以候脾肺之气，沉以候肝肾之阴，亦何论于脾肺肾之部分乎？要知脉之现于受病之脏者，以生克会归其源而治之。即不现于受病之脏，而统现于六部者，亦当以气血阴阳会归其源而治之。若以数脏脉现，必欲分治，六部脉同，无所指归，则未免杂乱而无一贯矣。

一男子，神劳，冬月患咳嗽。服解散之剂，自以为便。余曰：此因脾肺气虚，腠理不密，而外邪所感也，当急补其母，是治本也。及用六君子汤，内去参、术，反加紫苏、枳壳之类，以至元气益虚，生肺痈而殁。

崧疏曰：冬月咳嗽，大概皆以为外感风寒，率用发散，不知果系形气、病气俱实者，汗之即愈，若形气、病气稍虚者，即宜补脾气为主，佐以解表之药。盖肺主皮毛，虚则腠理不密，风邪易入。故古人制参苏饮中有人参，桂枝汤中有芍药、甘草以补脾也。脾气实则肺经得生，而皮毛有卫，已入之邪易以出，后来之邪无可入矣。若专发散则肺气益虚，腠理益疏，外邪乘间而入者何时已耶。况乎此案首序神劳二字，以见中气必虚，中虚者外必不固，何可以解散为便耶。及用六君而去参术则二陈矣，况更加紫苏、枳壳之类，安得不死耶。尚虞立变喘汗，何待肺痈乎。然此案既因神劳而知其脾肺气虚，何以复知其外邪所感？曰：因其“服解散之剂，自以为便”知之。若只是气虚而无外邪，则解散之剂必多虚症迭见，何能“自以为便”耶，其必有外邪以当之耳。然不知气虚而感外邪者，徒然解散而外邪终不得出，由是而元气日虚，外邪日深，未有不生肺痈者也。

太守钱东圩，先患肩疽，属足三阴虚火不归源，用壮水之主以制阳光而愈。余曰：疮疾虽愈，当屏去侍女，恐相火一动，其精暗流，金水复竭，必致变症。后果喘嗽，痰出如涌，面目赤色，小便淋沥。又误认为外感风寒，用麻黄汤表散，汗出不止。迎予视之，其脉已脱，惟太冲未绝。余谓脾虚不能摄涎，肾虚不能生水，肺虚不能摄气，水泛为痰，虚寒之症也。辞为难治，勉以益火之原以消阴翳而愈。继后劳伤神气，外邪乘之，仍汗出亡阳，以致不起。

崧疏曰：此案当患肩疽时，业已属足三阴虚火不归原之症，则其命门真火已脱根离窟矣。虽用壮水之主得愈，然其真火尚未生根入窟，危危欲发，一有所触即风雷雨电，浡然[①]而不可御矣。其后之喘嗽痰涌，面目赤色，小便淋沥，是其症也。而何以更用麻黄大发散之药，致有汗出不止，脉脱之危乎！然以汗出不止，其脉已脱之症，即为亡阳矣。法当用参附汤或芪附汤以回之，何以只用益火之原耶？岂以从前原属足三阴虚火不归原而然耶？然愚以为当其患肩疽时，即当用引火归原法，则能杜其喘嗽痰壅、面目赤色、小便淋沥之症矣。当其汗出不止，其脉已脱之时，原当用固气回阳法，则能杜其后之仍汗出亡阳之症矣。未知先生何意不出于此耶？

脾肾亏损头眩痰气等症

儒者王录之，素痰甚，导吐之后，大便燥结，头眩眼花等

---

① 浡（bó 博）然：兴起的样子。

症，六脉浮大，按之则涩。此肾气虚而兼血虚也，四物汤送六味丸，四剂，诸症悉退。仍用前丸，月余而康。

崧疏曰：导吐之法，须合宜而用，如垢结肠胃，津液枯涸，阻塞隧道，脉反不起，导之则生。若神怯气弱，形体难支，尺寸空虚，虽有阻滞，导之则死。如暴食满胃，难出贲门，路狭难攻，不能达下，吐之则生。若久病致伤，胃虚失运，补犹不足，虽有暴食，吐之则死。故导吐之宜与不宜，死生反掌，所以立斋常言不可导，仲景所云不可吐者，良有以也。盖误吐则伤胃气，误导则伤肾阴，此案既云导吐而变症，法当补阴兼补气，而何以只用补阴耶？曰：以症而论之，则大便燥结，头眩眼花者，阴虚也；以脉而论，则尺脉浮大，按之则涩者，阴虚也；故只补阴而已。然尺脉属阴，何以更云兼血虚耶？曰：尺脉浮大是阴虚，按之则涩是血虚，盖涩脉原属血虚；若云尺脉浮大，按之无力或按之微细，则纯乎阴虚，而不必兼进四物汤矣。

佥宪高如斋，素唾痰，服下痰药，痰去甚多，大便秘结，小便频数，头眩眼花，尺脉浮大，按之如无。余谓肾家不能纳气归源，前药复耗金水而甚，用加减八味丸料煎服而愈。

崧疏曰：此案与前案大略相同，而细微实异。前案云导吐之后，大便燥结，用六味丸；此案云下痰甚多，大便秘结，用加减八味丸。前案云尺脉浮大，按之则涩，用六味丸；此案云尺脉浮大，按之如无，用八味丸。夫导吐也，下痰也，大便结也，尺脉浮大也，此其同者也；然燥也，秘也，按之则涩也，按之如无也，此其异者也。而用药则一无桂，一有桂，此其大同而实异者也。盖按之而涩者为阴虚，不可用热药；按之如无者为阳虚，方可用热药也。然秘结较之燥结，其结更甚，且有小便频数而用桂，似所不宜，不知尺脉已按之如无矣，则其大便之秘结，小便之频数，岂实火之所为哉？此不能气化之故也。夫气化则能出焉，虽指小便而言，而大便之虚而不能出者，独不关于气化乎？

儒者杨文魁，素吐痰，诸药不应。服牛黄清心丸，吐痰甚多，或头眩，或热从胁起，左脉洪大有力，右脉浮大无力。余曰：此足三阴亏损，虚火不能归源。用补中益气加麦冬、五味，及加减八味丸，补其化源而愈。

崧疏曰：昔人谓热从足底起为肾经火，当用七味、八味引之益之。若从腹起为脾经火，从胁起为肝经火，当另作处治也。不知肝脾肾同为三阴，热所从起，皆属阴虚火炎，脱根泛上，而七味、八味皆可主也。然予谓阴火既上炎，似不可用升提之品，今乃先用补中益气，虽有麦冬、五味以制之，要亦以右脉浮大无力为可用耳。予又谓左脉洪大有力，似不可用温热之品，今乃继用加减八味，虽有丹皮、泽泻以清之，要亦以右脉浮大无力为可用耳。盖右脉浮大无力，统三部而言也；在于寸关，则脾肺之气已虚，故可用升提；在于尺中，则命门之火已虚，故可用温热。夫先天之火、后天之气既已虚矣，则左脉之洪大有力，岂实火而然乎？其有力也，正阴虚之过耳。

秋官张碧虚，面赤作渴，痰盛头晕。此肾虚水泛为痰，用地黄丸而愈。

崧疏曰：面赤作渴，痰盛头晕者，阳明火盛亦有之，然脉必洪实；若肾虚者，脉必空洪或枯劲也。予常谓水泛为痰之说，有水泛、水沸二种。盖水泛者，肾中之火虚，水无所附，而泛于上耳，其痰多清淡如涎，滚滚不竭者是也，法当用八味丸以摄之；水沸者，肾中之水虚，火炽于下，而沸于上耳，其痰多稠浊如沫，口口相逐者是也，法当用六味丸以摄之。总之皆属肾虚，但分有火无火为要。

仪制①贺朝卿，吞酸，胸满，痰甚，作泻，饮食少思。用清气化痰等药，前症益甚，两膝渐肿，寒热往来。余谓脾胃虚，湿热下注，用补中益气倍参、术，加茯苓、半夏、炮姜而愈。

崧疏曰：大概吞酸，原属湿热蕴积于胃经，法当清散。胸满痰盛，原属痰饮壅塞于胃经，法当清化。然作泻而饮食少思，则胃气已虚矣，况服清气化痰等药，而前症益甚，更足验其胃气虚也。胃气虚则虽有湿热、痰饮，即不敢清散化气，而况两膝渐肿，寒热往来，下陷之症叠出，安得不升提温补乎？此时若疑湿热不可升提，痰饮不可温补，则下陷之元气何由而轩举耶！元气既不能轩举，则湿热亦不能清散，痰饮亦不能清化，同归于毙，势所必然，而不知升清则浊自降，古人决不我欺也。虽然，有湿热、痰饮，而脾胃之气不虚不陷者，升提温补原不必用。且作泻未必非因湿热痰饮在肠胃而作泻，食少未必非因湿热在脾胃而食少，总以色脉形气详辨之则无所误。即此案亦因用清气化痰等药而前症益甚，且有变增，故知其脾胃虚也无疑。

大尹祝支山，因怒头晕，拗内筋挛，时或寒热，日晡热甚。

① 仪制：明代礼部官职名。

此肝火筋挛，气虚眩运，用八珍加柴胡、山枝[①]、丹皮，二十余剂而愈。

崧疏曰：此案因怒而头晕，所谓“诸风掉眩，皆属于木”，岂非肝火乎？拗内筋挛，所谓肝主筋，血不营筋而筋为之挛，岂非血虚乎？寒热，所谓少阳主寒热往来，脏腑一揆，岂非肝火乎？日晡热甚，所谓午后属阴，阴虚则午后发热，岂非血虚乎？以是论之，皆肝经血虚火盛之症，未见其气虚也。当用逍遥、六味治之，而先生从八珍加味者，其必有脾胃气虚之症夹现于其中，或脉见右手虚软者乎。

侍御谭希曾，喘咳吐痰，或手足时冷。此中气虚寒，用补中益气、炮姜而愈。

崧疏曰：此案以喘咳吐痰而得手足时冷之症，其为中气虚寒确矣。然命门火衰者亦如之，虚火上泛者亦如之，是当用降补之剂，非温升所宜，况喘咳原当忌用温升，用之不当，为祸岂浅鲜哉。未知先生从何处定见，以为中气虚寒而敢用温升之品耶。是必于人情倦怠，饮食不甘，面色惨白，与夫脉之虚缓或右寸关独空洪，以定其见乎。若曰脾主四肢，是其一端耳，未可定也。

职方卢抑斋，饮食素少，忽[②]痰壅气喘，头摇目劄，扬手掷足，难以候脉，视其面色黄中见青。此肝木乘脾土，如小儿慢惊之症，先用六君、柴胡、升麻而安，以补中益气加半夏

---

① 山枝：《内科摘要》作“山栀”。

② 忽：原作“或”，据《明医杂著》改。

而痊。

崧疏曰：此案责其为痰火者有之，责其为风火者有之，果尔则面色当红。今云黄中见青，其为木乘脾土也无疑。独是用药之先后所差者，只黄芪、当归耳，何所去取乎？要知先以痰气正盛之时，其归、芪之性滋滞，故未可骤进。安后则六君过燥，易以补中益气，虽仍加半夏，有归、芪则不致于燥矣。况补气之后，自当和血也。

考功杨朴庵，呕吐痰涎，胸腹膨胀，饮食少思，左关脉弦长，按之无力，右关脉弦长，按之微弱。此木克土，用六君子加柴胡、山栀、木香而愈。

崧疏曰：此案似当用六君加升、柴，今仅加柴胡而不加升麻者，以呕吐不宜过升耶。加山栀者所以止呕吐，加木香者所以运膨胀耳，此脾虚中有肝火抑郁者也。

一儒者，体肥善饮，仲秋痰喘，用二陈、芩、连，益甚。加桑皮、杏仁，盗汗气促。加贝母、枳壳，不时发热。余以为脾肺虚寒，用八味丸以补土母，补中益气以接中气而愈。

崧疏曰：此案以痰喘、盗汗、气促、不时发热诸症论之，皆属肾虚火不归元，当用七味丸引火归元。今治以八味、补中者，岂因服寒凉后，变现而然乎？果尔，亦只温补脾胃而已当矣，何必用八味丸耶？抑又有真火衰色脉见乎？要之痰喘之时，即未服二陈等以前，原属肾虚火不归元，而又因寒凉复伤中气，并此虚炎之火亦致扑灭矣。故先用八味丸以治其原，又以补中益气汤治其伤也。

二守[1]陈子忠，饮食少思，吐痰口干。常服二陈、枳实、黄连之类，脾胃受伤，乃问于余。余述东垣先生曰：脾胃之症，实则枳实、黄连泻之，虚则白术、陈皮补之。彼遂以二味等分为丸，由是多食而不伤，过时而不饥。

崧疏曰：脾胃之气多虚而少实，实则何病之有？惟虚也，故凡病之生，未有不少食、不食者焉。即伤食、停食其中有物之症，亦因脾胃气虚而不能运，不得已而暂用消导，当即继之以调补，且有不可消导，只调补之而气自能运，则伤者、停者自去，或未能自去，亦当于调补之中少加消导，此洁古制枳术丸，以白术为君，枳实为佐者，即此意也。此案云：饮食少思是脾胃之气虚也，绝非伤食停食之症，补之犹恐不能复元，况敢用寒凉消导乎！即其吐痰也，因气虚而津液凝结也。口干也，因气虚而津液不生也。补其气，气足则津液自生，而不凝结矣。此是纯虚症，故不可用枳术丸，而用白术、陈皮纯补之品以治之。或疑陈皮非补剂，不知脾胃之气喜运，故以白术大补之，而以陈皮从而运之，适合脾胃之性惟其运也，故由是多食而不伤，过时而不饥也。不观夫六君、补中、养荣等方，陈皮无不与焉者乎。

徽州汪商，常服二陈、枳实、黄连、青皮、厚朴，胸腹快利。后患腹胀，请治，脉已脱。余曰：至暮必殁。已而果然。《内经》千言万语，只在人有胃气则生，又曰四时皆以胃气为本。凡脉促、代、屋漏之类，或暴脱，余常急用参附等药，多有得生者。

---

① 二守：州府长官的副职。

崧疏曰：凡寒凉克伐之品，如二陈、枳实、黄连、青皮、厚朴等，初服者不论虚实，无不快利，故病者喜服，而医者喜用。不知未久而其病复剧，胃气已衰，脉气已脱，纵欲进补，末如之何矣。先生虽常云凡脉或暴脱者，急用参附等药多有得生者，而此案则常服寒凉克伐，其胃气所伤久矣，非暴也，故知用之亦无益，故不用也。

一武职，形体魁梧，素不围①炉，不喜热食②，行则喘促。自谓气实老痰，服碑记丸攻伐之，诊其脉洪数，重按全无。余谓：命门火衰，脾肺虚寒。与八味丸一服，痰喘稍止，数服全愈，遂能亲火，喜热饮食。盖碑记丸出自西域，方外人所制者。经云：西域水土刚强，其民不衣而褐荐，华色而脂肥，故邪不能伤其形体，其病生于内，其治宜毒药。由此观之，恐不可概用也。

崧疏曰：凡病之上盛者下必虚，下盛者上不足，真为妙论。此盖言先后天本源之虚也，如下见脱滑诸症，皆从上之脾肺虚，故只补上之脾肺而下症自愈。上见喘促诸症，皆从下之水火虚，故只补下之水火而上症自愈也。然予谓先后天之本源皆在于肾，如水泛为痰，病属下虚，是宜补肾。而失运之痰，病属上虚，虽当补脾肺，然未始不当继以补肾也。总之先天祖炁，人所当重，亦惟是先天祖炁之病每多上下颠倒，真假难辨耳。由是而论，则外盛者内必虚，内虚者当补其脾，更当补其肾，补肾者当补其水，更当补其火。何也？夫脾虚者不能现外盛之症，惟

① 围：原作“闱”，据《明医杂著》改。
② 热食：此下原衍“其物”二字，据《明医杂著》删。

肾虚者多变幻莫测耳；水虚者亦多不能现外盛之候，惟火虚者更多变幻莫测耳。此案外盛而兼上盛，大都火虚者为多，况脉之洪数，重按全无，岂非火虚之明验乎？故只与八味丸而愈也。但予常疑虚火离根，下寒上热之症，则外现假热而有假热之脉。兹以命门火衰，且又曰脾肺虚寒，其症则内外皆冰矣，何得复有假热外现，而复有假热之脉乎？所谓寒极而反见热化，水极而反见火化者乎？

太仓陆中舍①，以肾虚不能摄水，肚腹胀大，用前丸②，未数服而殁于京。今之专门治臌，即此方也。又名黑丸子，用之无不速亡。

崧疏曰：此案当用金匮肾气丸，夫金匮肾气丸正以治肾虚不能摄水之臌。如别因之臌，不可用也。

机房③蔡一，素不慎起居，患症同前，更加手足逆冷，恶寒饮食。余用补中益气汤加附子一钱，先回其阳，至数剂，诸症渐愈。余因他往，或用峻利之剂，下鲜血甚多，亦至不起。

崧疏曰：此案即明理者治之，亦必以金匮肾气丸为至当，而不知洪水横流，以至怀山襄陵④之时，其脾胃中阳气几至汩没，故惟急回其土中之阳气为主，是以先用补中益气加附子以升发鼓荡之也。盖症现手足逆冷，恶寒饮食，岂非脾胃中阳气已衰，所当先救者乎。斯时若先进金匮肾气，则泥滞壅塞，而

① 中舍：亦称“中舍人”，为太子属官。
② 前丸：据《明医杂著》指碑记丸，又名黑丸子。
③ 机房：明代的官营丝绸织造机构。
④ 怀山襄陵：形容洪水滔天。典出《尚书·尧典》。

脾胃更困，徒滋其下陷之势而已。渐愈之后，知先生当继用金匮肾气以补土母，以导肾邪，而其病可愈。奈何蔡一之不幸，而有他往之不偶，峻厉之误投，致下鲜血甚多，遂复不起，岂非大伤脾胃之故哉。

一男子，素吐痰，遇怒其痰益甚，胸膈痞满。此肝木制脾土也，用六君加木香治之而痊。

崧疏曰：此案当用六君加升麻、柴胡治之，而何以不用耶？岂以遇怒则痰益甚，为肝气亢逆于上，故不宜升提乎。大抵如前卢抑斋、杨朴庵二案，一曰木乘土，一曰木克土。皆土受木邪，而木已陷于土中，故用升麻、柴胡，从土中升出木气，而土斯安。兹案乃曰：木制土，制者，受其节制而已，其木尚未陷入土中，故只补其脾，运其气，则不受其制矣，不必升提也。

一妇人，素郁结，胸[1]膈不宽，吐痰如胶，用加味归脾汤乃瘥。

崧疏曰：吐痰如胶，世皆谓之火痰、老痰、顽痰，虽或有知其虚者，亦必先用清消之品而后补之。不知多成于素郁结之人，为郁火熏炼其津液所致也。夫郁结者，多思虑也，多思虑则心脾必伤，而况素郁结者，其心脾之伤也可知。虽吐痰如胶，只补其心脾而已。清消之品，吾知其不胜任矣，故用归脾汤以补之。然郁结者，必有郁火，而况吐痰如胶，其火必盛，故用加味归脾汤兼清之，补其虚，清其火，而痰自消矣，不必治痰也。然如胶之痰更有阴虚火旺而成者，脾火盛而成者，阳明火

① 胸：《明医杂著》作“胃”。

亢而成者，肺胃火燥而成者，种种别治，要非一涂取之也。

一妇人，吐痰头晕，带下青黄。用四七汤送白丸子，小柴胡加白术、茯苓，治之而愈。

崧疏曰：妇人带下之症，大半属脾胃之湿痰，况此案症见吐痰乎，至于带下而色青黄，是肝木侮脾土所致，故复见头晕，头晕肝木症也，亦脾虚也。吾意此妇必素多抑郁，故肝木之气常不伸，脾土之气常不运，木土交结，酿成斯症。此虚中有实者也，故先用四七、白丸以理气消痰，继用小柴胡、四君以舒肝补脾也，若虚而不实，四七、白丸未可浪投。予谓妇人每多带下、头晕二症，虽未必皆有青黄之色、吐痰之验，然大都皆肝脾痰气郁滞使然，四七、白丸或不可浪投，而小柴胡加白术、茯苓未可不尽人而用之也。

一妇人，元气素弱，痰气时作，或咽间不利，或胸痞等症。余以为郁结伤脾，用加味归脾汤治之而愈。后遇恚怒，前症仍作，惑于众言，以为痰饮，妄用祛痰之剂，吐泻数次，变诸异症，口禁不醒。余以为脾胃复伤，日用六君子一剂，米饮浓煎，常服匙许，至四日渐进粥食，乃服前药，间以归脾汤。喜其善调养，两月余诸症悉愈。

崧疏曰：元气素弱则其脾胃素虚可知，痰气胸痞皆脾胃气虚之明验。归脾汤加味者，虽为治郁结之症，而实大补脾胃气血之方也。至于恚怒仍作，妄用祛痰之剂，能不复伤其脾胃乎？夫恚怒则土已受木之所克，而祛痰则土更受药之所伤，宜其吐泻而口禁不醒之变也。吐泻是脾胃受伤之症，不言可知。即口禁不醒，亦属脾之大络统于舌本，脾虚则舌本失其统系，故为之口禁。脾为元气之本，脾虚则元气不能运行，故为之不醒，是以先进六君单走气分，善能醒脾之品醒之。而最妙之法，米饮浓煎，常服匙许，不特脾胃暴虚者不胜药饵之味，亦使有以接其谷气。至四日之后，脾胃渐开，谷气渐进，然后大进前药。仍间以归脾者，不忘乎本症也。凡有脾胃气伤者，呕吐不纳饮食药饵者，悉宜仿此米饮浓煎，常服匙许之法。

肝肾亏损血燥结核等症

一妇人，经事不调，肝胆经分结核，如榛如豆，不计其数，肉色不变，大按方痛。或投化痰消毒之药，不按自痛，发热作渴，日晡益甚。余谓属肝火之症，用养血、解郁、清肝之药，百余剂诸症已退，惟项核未消，更以当归龙会[①]丸数服，及四物、柴胡、山栀而愈。

崧疏曰：妇人经事不调，大概属肝胆火郁者为多，而结核见于肝胆经分，其为肝胆火郁也奚疑。至于发热作渴，日晡益甚，虽因误投化痰消毒所致，然未始非肝胆火郁之剧症。夫肝主血海，火郁则血枯矣，血枯则发热，血枯则作渴，血枯则至日晡阴分而益甚，自然之势也。治之以养血、解郁、清肝之药，惟加味逍遥散为能尽之，而四物加柴胡、山栀，亦逍遥意也。或曰：何以不用六味、补中治之？曰：此以胆肝郁火为主，故不宜六味之窒塞，并不宜补中之益气也。

一妇人，耳前后结核，耳后微肿，寒热，口苦。用小柴胡汤加山栀、桔梗、川芎，四剂而愈。后因恚怒，耳前后、头两

① 会：《明医杂著》作“荟”。

角俱痛，发热憎寒，以小柴胡、山栀、川芎、桔梗、羌活而愈。详见《外科枢要》

崧疏曰：此案亦当用逍遥散治之，何以用小柴胡气分之药乎？是必少阳经火邪独旺，而血未虚也。且后因恚怒，其症复在少阳经部分，是怒气不伤于厥阴肝经而伤于少阳胆经也，故仍用小柴胡，所加之味与前相同。更加羌活者，以发热憎寒为有太阳经外感之邪兼之耳。盖恶寒发热是少阳经症，发热憎寒是太阳经症也。然予谓小柴胡汤一方不特为少阳经主方，即厥阴亦未尝不入，故立斋常以之治怒动肝火，但入厥阴气分，不入厥阴血分耳。故予谓耳前后及头两角虽是少阳经部分，未始非厥阴经部分也。

脾胃亏损暑湿所伤等症

文选[①]姚海山，中暑[②]，头痛发热，气高而喘，肢体倦怠，两手麻木。余谓热伤元气，用人参益气汤顿安，又用补中益气汤加麦冬、五味子而痊。

崧疏曰：世人见有头痛发热，不问冬夏悉用表散，而不知中暑者多伤元气，元气既伤而复表散，能不亡阳乎？即有知其为暑者，亦必用清暑之药如香茹饮之类，不知元气既伤只补其元气而暑邪自退矣。人参益气汤为热伤元气之的方，补中、生脉为夏月御暑之要药也。或曰香茹饮是夏月暑症之表药，而此案头痛发热，岂非得之避暑纳凉于深堂大厦，为阴寒所遏，正当用香茹饮以表之乎？曰：然，然不观其肢体倦怠，两手麻木，非热伤元气而何，故不用香茹饮之表药，而必用清暑益气汤之

---

① 文选：明代吏部有文选清吏司，此指在其中任职者。

② 中暑：《明医杂著》作“仲夏”，连下读。

补剂也。

仪部李北川，仲夏患腹痛吐泻，两手足扪之则热，按之则冷，其脉轻诊则浮大，重按则微细。余曰：此阴寒之症也。急服附子理中汤，不应，仍服至四剂而愈。

崧疏曰：凡夏月患腹痛吐泻，所谓霍乱是也，未有不以平胃、清暑为至当，然每多内寒之症而不能辨，得此辨法，真无遁情矣。至于服药不应，即云应矣，故仍服至四剂而愈。不然服附子理中汤而不当即变症迭出矣，何能不应而已乎。

进士杨华甫，夏月食生冷果品，患腹痛。余用附子理中汤一钟，顿安。

崧疏曰：此案必能灼知其食生冷所致，然后此汤可进。

脾肺肾亏损小便自遗淋涩等症

刘大参，年逾六旬，形气衰弱，小便不禁或频数，内热口干，或咳痰喘晕。余以为肺肾气虚，用六味丸、益气汤以滋化源。彼不信，反服补阴、降火、涩精之剂，阴窍作痛，或小便不利。仍服前药，不两月而愈。

崧疏曰：此案小便不禁或频数，及咳痰喘，是肺金病也；内热口干及晕，是肾水病也，故曰肺肾气虚。然肺病则脾必病矣，而独不言脾者何也？盖不见有饮食少进，大便泄泻，肢体倦怠等症，故遗脾而独曰肺肾也。然即现脾病，其所用药亦不出此耳。予尝论小便诸症，世人治法，每以实者通之，虚者涩之而已，不知病必有源，其源在于脏腑，舍脏腑之源而不求，乃笼统以通涩为事，未见其可也。夫小便为膀胱之所司，而膀胱属寒水之腑，故小便诸症，其虚其实，皆责于水道之通塞。不知肺为水源，肺气不降则水道固自有病，而肺气不升则水道之为病更多也。肾为水主，肾气有邪则水道固自有病，而肾气有亏则水道之为病更多也。此六味丸、益气汤所以为滋化源之品，而于小便诸症更亲切于他症也。不观夫服补阴、降火、涩精之剂，而反阴窍作痛、小便不利者，是降之、涩之适所以增剧乎。

商主客，素膏粱，小便赤数，口干作渴，吐痰稠粘，右寸关数而有力。此脾肺积热遗于膀胱，用黄芩清肺饮调理脾肺，用滋肾、六味二丸滋补肾水而愈。

崧疏曰：此案云素膏粱，而脉又见右寸关洪数有力，其属脾肺之积热也何疑？然脾肺之所以积热也，亦由肾水之不足故耳。况膏粱之人何能远房帏之乐哉，此所以用滋肾、六味善其后也。读此案方见实热之症亦必求肺肾之源而清之，不求诸水道也，而况症之属虚者乎。

脾肺肾亏损虚劳怯弱等症

府庠王以道，元气素弱，遇岁考积劳致疾。至冬，其病盛作，大热，泪出随凝，目赤面黯，扬手露胸，气息沉沉几绝，脉洪大鼓指，按之如无，舌干扪之如刺。此内真寒而外假热也，遂先服十全大补汤。余曰：既服此汤，其脉当收敛为善。少顷熟睡，觉而恶寒增衣，脉顿微细如丝，此真寒之象也。余以人参一两，熟附三钱，水煎顿服而安。夜间脉复脱，余以人参二两，熟附五钱，仍愈。后以大剂参、术、归身、炙草等药而安。

崧疏曰：此案似肾寒火泛之候，八味、七味为宜，然而云元气素弱，又云积劳致疾，又云气息沉沉几绝，是元气更急于肾阴矣，故以十全大补进之。至虚火一息，元气复随火而欲脱，此时非大剂参、附连进，何以追复，即十全之气血两补无益矣，此从阴从阳、从气从血、先后缓急之大关键也。或曰：既知元气欲脱，何不即用大剂参、附以挽之，而必先进十全两补之品，何也？曰：此案虽知其元气欲脱，然在初时，阴气亦欲绝矣，只有孤阳在外，若不同补其阴则阳无所附，而孤阳更亢，欲收复此孤阳以归根，何可得耶。其后纯现阳微症则纯补其阳而已，若杂用阴药，则凝滞而不能骤充其阳气，故不用也。观夫愈后调补，亦只用参、术、炙草补气之品为主，即带有血药，不过用当归之辛温者而已，初不用地黄之沉滞，其意可见。

脾肺肾亏损遗精白浊吐血便血等症

一男子，年逾二十，斫丧太早，梦遗精滑，睡中盗汗，唾痰见血，足热痿软。服黄柏、知母之类，余曰：此阳虚而阴弱也，当滋其化源。不信，恪服之，前症益甚，其头渐大，囟门渐开，视物渐[1]大，吐痰叫喊。余以如法调理，诸症渐退，头囟渐敛而安。

崧疏曰：按钱仲阳[2]云：小儿解颅或久不合者，因肾气有亏，脑髓不足之故。立斋治一小儿，年十四，解颅，自觉头大，视物昏大，畏日羞明。用六味加鹿茸，及补中加山药、山萸，半载愈，二载而囟合。既婚之后，前症复作，足心如炙，日服前二剂，三载而愈。后入房两腿痿软，又服前丸而愈[3]。此案

---

① 渐：《明医杂著》作“皆”。
② 钱仲阳：即钱乙，字仲阳，宋代医家，著有《小儿药证直诀》等。
③ 小儿……而愈：语本《保婴撮要》卷四。

云如法调理，当亦犹是也。

一男子，咳嗽吐血，热渴痰盛，盗汗遗精。用地黄丸料加麦冬、五味治之而愈。后因劳怒，忽吐紫血块，用花蕊石散，又用独参汤渐愈。后劳则咳嗽吐血一二口，脾肺肾三脉皆洪数，用补中益气、六味地黄丸而全愈。

崧疏曰：如此案之症，先生每先用补中兼用六味治之，何以此案只用六味丸加麦冬、五味，肺肾相生之剂，而独遗脾气耶？是必阴虚燥热症耳。故无饮食少思、肢体倦怠等症可据，所以不必补脾也。至劳怒之后，则脾亦虚矣。然瘀血不可不消，故先用花蕊，继用独参，两法皆在“忽”字上消息之。盖忽则有暴伤、暴脱之患，故用独参汤以急补其气也。至于肾脉洪数，允宜六味补阴。而脾肺脉洪数，则未有不谓气分有火，执定肺热还伤肺之说，补中益气孰敢用乎。不知洪数，正是正不足而邪有余，非补正何以退邪哉。

脾肺肾亏损大便秘结等症

进士张禹功，饮食停滞，胸满吐痰。或用药导之，痰涎上涌，眩晕，热渴，大便秘结，喜冷饮食，手足发热。余谓：肾水虚弱，津液难降，败液为痰，用六味丸而痊。

崧疏曰：此案无不视为实火所致，然因导之而变其为虚也宜矣。导之则伤肾，故现肾虚症。然肾虚而致败液为痰，宜大便泄泻矣，而反秘结何也？盖肾虚则火旺，火旺则败液之痰随火上升，故曰津液难降。津液既已难降，则败而为痰者势必上涌，且作眩晕，其大便焉得不秘结乎。六味丸能驱肾虚之痰者，是水足火息而痰自澄也，痰既澄则津液自降，大便自润矣。

校注后记

《莲斋医意立斋案疏》为清代叶崧注疏明代医家薛己医案而成，计上、下二卷及补遗。此次整理以中国中医科学院图书馆所藏（黄竹斋先生捐）《莲斋医意立斋案疏》孤抄本为底本。

一、作者生平事略

叶崧为清代吴下（今江苏苏州）人，具体生平不详。曾参订清代医家萧埙编著的《女科经纶》，此书初刊于康熙二十三年（1684）。与其一同参订《女科经纶》工作的有其友人张昆（字嶦璜）、郭士升（字天阶），在本书注疏中能看到这二位友人的医案评述。此外关于叶崧及其师友的更多资料目前尚未能查到。

叶崧的医疗实践在本书中有一条记录，具体内容见卷上脾肺亏损咳嗽痰喘等症："予治袁文选君令媳，患干咳而兼泄泻，先用异攻散而泄泻愈，继用逍遥散而干咳痊。一医用滋阴之品内熟地五钱，一剂而两症俱剧，泻剧则咳亦剧。予仍用前法不应，乃以异攻散内白术三钱，陈皮易以橘红，加苏梗钱许，桔梗二钱许，二剂而愈，四剂而痊。"

叶崧曾从张静而先生学习医术，张静而先生事迹亦不详，具体内容见卷下脾肺肾亏损虚劳怯弱等症："予先师张静而先生曰：凡十六岁以前有痨弱症者，悉作疳积治之。"

二、成书与版本

《莲斋医意立斋案疏》卷上、卷下医案采录自薛己撰著的内伤杂病医案类著作《内科摘要》，补遗部分多为薛己补注王纶《明医杂著》所附治验医案，全部医案原作者为薛己。

（一）底本概况

此次所据底本为著名伤寒学家黄竹斋先生所藏清代抄本，现收藏于中国中医科学院图书馆。此抄本目前仅收录于薛清录《中国中医古籍总目》，此前中国中医研究院图书馆所编《馆藏中医线装书目》正文部分及黄竹斋所献书籍目录均未见收录。此抄本为孤本，有一定医学文献价值。

（二）同类书比对

与《莲斋医意立斋案疏》类似的著作还有《薛案辨疏》与《立斋医案疏》。

《薛案辨疏》二卷，原为抄本，著者失名，有资料称此书为清代钱临注疏薛己医案而成。此次整理所见为民国慈溪徐莲塘录存，裘庆元校刊《国医百家》七种医书收录的《薛案辨疏》，民国七年（1918）绍兴医药学报社铅印本。其书宽 15 厘米，长 26 厘米，内页每页 12 行，每行 32 字。

《立斋医案疏》四卷，附方一卷，清代钱临（字北山、淮可）疏，钱本瑜辑注，清乾隆四十七年壬寅（1782）序刻本。现可查到此书收藏于上海中医药大学图书馆、浙江图书馆、宁波图书馆、浙江中医药大学图书馆、中国科学院国家科学图书馆等多家图书馆。

因此次整理未能采及《立斋医案疏》的原始文献、复制或影印本资料。以下主要对《莲斋医意立斋案疏》《薛案辨疏》的进行对比分析。

（1）体例与内容

此二书体例相同，均为先抄录《内科摘要》医案，后注疏分析，注疏内容大部分一样，部分略有差异。

《莲斋医意立斋案疏》全书共 256 篇医案，分上卷一册、下卷及补遗卷合作一册。上卷十一章，125 篇医案，下卷十章，82 篇医案，补遗十四章，49 篇医案。

《薛案辨疏》全书共 243 篇医案，分上、下卷各一册。卷上九章，111 篇医案，卷下十二章，132 篇医案。

《莲斋医意立斋案疏》之脾胃亏损疟疾寒热等症、脾肺亏损咳嗽痰喘等症两章在上卷，在《薛案辨疏》中被编录到卷下。而薛己原著《内科摘要》通常所见版本中，此两章均在上卷。从医案收录及分布情况来看，《莲斋医意立斋案疏》较《薛案辨疏》更忠实于《内科摘要》原著。

（2）题录作者

《莲斋医意立斋案疏》为黄竹斋先生所藏清代抄本，原书卷下题有“吴下叶崧著”。

《薛案辨疏》初刊时序一“无名氏著《薛案辨疏》一书”，序二“本不录辨疏者之姓氏，因遂颜之曰无名氏”；下卷刊印“著者失名”。

《莲斋医意立斋案疏》作者明确，《薛案辨疏》作者不明。

（3）注疏中相关人物

《莲斋医意立斋案疏》除了在卷下出现作者“吴下叶崧”，每则医案注疏开头均题有“崧疏曰”。注疏中还可见到与作者相关的师友如嶟璜、郭天阶、张静而出现，嶟璜出现 26 处，郭天阶出现 1 处，张静而出现 1 处。

《薛案辨疏》中相对应的医案评述中无具体人物名号，多数情况为略去人物具体名号，部分代之以“友”字。

《莲斋医意立斋案疏》与作者相关人物具体明确，有相关资料可考察，《薛案辨疏》无与作者相关可考察具体人物。

（4）版本、成书过程

《莲斋医意立斋案疏》，清代手抄孤本，成书年代应为清代康熙时期。

《薛案辨疏》初刊时序一“今徐君莲塘出秘藏无名氏著《薛案辨疏》一书……中华民国六年丁巳岁冬月慈严鸿基瑾序”，序二“是书也，余得之书肆，其书似稿，本不录辨疏者之姓氏，因遂颜之曰无名氏《薛案辨疏》而已。实藏日久，正拟付梓，适浙绍医药学报社诸君有《国医百家》之刊……中华民国七年岁，次戊午岁冬月，徐莲塘序于勾章紫荆花馆”。

（5）《立斋医案疏》与前二书

《薛案辨疏》提要略曰：“书无辨疏者之名，其为未刊稿本可知，社友徐君莲塘购自书贾，不以宝贵而自秘，特邮寄付刊，以公同好。此书校刊既竣，社友查贡夫君邮到《立斋医案疏》残本一卷，知书为梅里钱北山先生所辨疏，清乾隆壬寅为其甥冯克馨先生刻于南昌署中，又有其孙璞斋先生之笺注，其板已存与否不得而知，惟较诸稿本则原文已为割裂者多，然则此稿之刊行尤为世所欢迎”。

现存清乾隆四十七年壬寅（1782）《立斋医案疏》刊本有冯光熊（字克馨）、马俊良序。冯光熊序曰：“先舅氏北山先生，幼以足疾废，遂肆力于诗……暇则手一编丹黄纂述，而于《薛氏医案》尤条疏缕析，以发其蕴。晚年两目失明，犹口授其孙润之钞撮校订……润之出《立斋医案疏》示予，盖舅氏荟萃诸家精义而又屡验之临症，聚毕生之心力以成是书，润之复能潜心参究，笺释而补注之，可谓弗坠其先泽者矣。乾隆壬寅冬月，甥男冯光熊敬识”。马俊良序曰：“钱子璞斋，梅里北山先生之孙，名本瑜，润之其字也，为嘉兴邑庠生……立斋薛氏著十六种医书行于世，而医案一编尤为义精法密，顾后人读其书未能喻其意，喻其意未能即其意之所属旁通而类推之，先生阐发其妙蕴，而系之以疏，抉奥剖微，朗如悬镜……”

《莲斋医意立斋案疏》与《立斋医案疏》未发现直接关系。根据《国医百家》收录《薛案辨疏》提要所言《立斋医案疏》残本一卷与《薛案辨疏》有密切关系，内容有相同之处，故裘庆元认为徐莲塘所藏之《薛案辨疏》或为钱临（梅里钱北山先生）所著。

（6）三书相关人物生平

萧埙，字赓六，号慎斋，槜李人。编著《女科经纶》共八卷，成书于清康熙二十一年（1682），初刊于清康熙二十三年甲子岁（1684），现存有清康熙二十三年（1684）燕贻堂刻本。

钱临，字淮可，一字北山，浙江嘉兴人。主要医著有《立斋医案疏》四卷、《薛案辨疏》两卷，《梅里志》卷十六《著述》记录其著有《薛立斋医案疏》六卷，初刊于清乾隆四十七年壬寅（1782）。

冯光熊，字泰古，浙江嘉兴人，乾隆十二年丁卯举人。十八年由内阁中书入直，官至贵州巡抚。为钱临外甥，出资助刻《立斋医案疏》一书，并为之作序。

严鸿基，一名严鸿志，字痴孙，浙江慈溪人。近代医家，与颜芝馨、周利川等皆为晚清名家张和芬入室弟子。颇精于医，并勤于著述，辑著女科三种（《女科精华》《女科证治约旨》《女科医案选粹》）与《感证辑要》合刊为《退思庐医书四种》，刊刻于 1921 年，还著有《金匮广义》等书。现均有刊本行于世。为《薛案辨疏》初刊作序。

徐莲塘，浙江慈溪人。近代医家，与严鸿基同时代人，具体事迹不详。曾从书肆收藏无名氏著《薛案辨疏》手抄稿本一书，供浙江绍兴医药学报社刊刻《国医百家》七种医书，为《薛案辨疏》初刊作序。

结语：叶崧、张崑、郭士升与萧埙为同一时代，约生活于清代顺治至康熙年间，故叶崧所著之书《莲斋医意立斋案疏》抄本在先。钱临生活于乾隆年间，其所著之书《立斋医案疏》《薛案辨疏》手抄本明显晚于叶崧，且此二书内容可能基本相同。冯光熊作序之乾隆四十七年壬寅（1782）刻本《立斋医案疏》应晚于《立斋医案疏》《薛案辨疏》手抄本。徐莲塘所藏无名氏著《薛案辨疏》手抄本，可能是钱临及其孙钱本瑜手抄稿本。由现在可见到的资料来看《薛案辨疏》《莲斋医意立斋案疏》二书基本结构及其内容大部分一样，故而《薛案辨疏》有可能是钱临及其孙钱本瑜抄录叶崧《莲斋医意立斋案疏》一书而成，并于其后刊刻流传。

三、内容特色

《莲斋医意立斋案疏》全书共256篇医案，其中上卷11章125篇医案，下卷10章82篇医案，其医案内容与《内科摘要》基本一致。补遗卷14章49篇医案，其中44篇出自《明医杂著》，另5篇为《内科摘要》遗漏医案，其医案与前2卷基本相同，疏语不同，分别是："脾肾亏损停食泄泻等症"篇学士吴北川案、"脾肾亏损头眩痰气等症"篇大尹祝支山案、"脾肾亏损头眩痰气等症"篇待御谭希曾案、"脾肺肾亏损小便自遗淋涩等症"篇商主客案、"脾肺肾亏损遗精白浊吐血便血等症"篇"一男子，咳嗽吐血，热渴痰盛，盗汗遗精"案。

《内科摘要》全书多以虚证为主立论，认为诸病多以脾胃、脾肾亏损，命门火衰为要，治疗重在固护脾胃，补益肝肾。医案言简意赅，病史书写采用顺叙式写法，证候记载切实而形象，理法简洁而明晰，颇有精意。薛己为温补学派的倡导者，他对此类内伤杂病的治疗经验极为丰富。他在“脾肾亏损头眩痰气等症”篇中指出：“《内经》千言万语，只在人有胃气则生，又曰四时皆以胃气为本。”进而提出脾胃一虚则诸症蜂起，故而他在治病时特别注重补益脾胃之气。由于脾肾在生理病理关系上极为密切，不但重视后天脾胃，同时也强调肾、命门的重要性，当肾虚为重时，则又以补肾为先。至脾肾皆虚，则经常采用脾肾同治之法，统筹兼顾。他根据前人的经验及自己的潜心研究，立一家之言，融东垣脾胃之说及王冰、钱乙肾命水火之说于一炉，重视先后二天的辩证关系，在治则上讲究固本滋源，因而在处方用药时倡导温补，不尚苦寒。他对医案的选择，意在支持其温补理论。

《莲斋医意立斋案疏》的最大特色在于医案后的疏语，作者叶崧深入地探究了薛己的学术思想，对病案近乎逐条逐句的分析梳理并发掘其内在意蕴，同时结合自己的临床经验并汇集诸师友之见解撰写而成。其疏语分析精准、深刻。病案分析的关键在于对病机的判断和方药的选择。叶崧从多角度对薛己医案进行了阐释，其注疏或着眼于证候；或着眼于病案书写和读解方法；或着眼于脉理及其凭脉预后；或着眼于病史、体质辨识；或着眼于用方先后顺序，甚至对一两味药的加减变化及其使用要点等。前后相似病案还有分析对比，有助于对类证鉴别的深入认识。在疏语中点出了薛己临证遣方用药的若干亮点，如：注意气机升降；常先培土以助化源，而后补肾；虚证虽多以温补为主，但也有先予汗吐下法攻邪，邪退再行温补；将常用方变化一两味而收功等。尤其是通过一些病案指出薛己对正气充沛而有实邪的病人大胆用重剂攻治之胆识，是对后世部分医家误以为他只知执着于补剂的最佳反驳。通过疏语可见作者叶崧及其师友均有一定的医学理论素养和临证实践经验，这样的详尽梳理对于深入明晰地理解薛己医案的辨证用药精义颇有启迪与助益。

总书目

医经

基础理论

伤寒金匮

伤寒论类方
伤寒论特解
伤寒论集注（徐赤）
伤寒论集注（熊寿试）
伤寒微旨论
伤寒溯源集
订正医圣全集
伤寒启蒙集稿
伤寒尚论辨似
伤寒兼证析义
张卿子伤寒论
金匮要略正义
金匮要略直解
高注金匮要略
伤寒论大方图解
伤寒论辨证广注
伤寒活人指掌图
张仲景金匮要略
伤寒六书纂要辨疑
伤寒六经辨证治法
伤寒类书活人总括
张仲景伤寒原文点精
伤寒活人指掌补注辨疑

诊　　法

脉微
玉函经
外诊法
舌鉴辨正
医学辑要
脉义简摩
脉诀汇辨
脉学辑要
脉经直指
脉理正义
脉理存真
脉理宗经
脉镜须知
察病指南
崔真人脉诀
四诊脉鉴大全
删注脉诀规正
图注脉诀辨真
脉诀刊误集解
重订诊家直诀
人元脉影归指图说
脉诀指掌病式图说
脉学注释汇参证治

针灸推拿

针灸节要
针灸全生
针灸逢源
备急灸法
神灸经纶
传悟灵济录
小儿推拿广意
小儿推拿秘诀
太乙神针心法
杨敬斋针灸全书

本　　草

药征
药鉴
药镜
本草汇
本草便
法古录
食品集
上医本草
山居本草
长沙药解
本经经释
本经疏证
本草分经
本草正义
本草汇笺
本草汇纂
本草发明
本草发挥
本草约言
本草求原
本草明览
本草详节
本草洞诠
本草真诠
本草通玄
本草集要
本草辑要
本草纂要
识病捷法
药性提要
药征续编
药性纂要
药品化义
药理近考
食物本草
食鉴本草
炮炙全书
分类草药性
本经序疏要
本经续疏证
本草经解要
青囊药性赋
分部本草妙用
本草二十四品
本草经疏辑要
本草乘雅半偈
生草药性备要
芷园臆草题药
类经证治本草
神农本草经赞
神农本经会通
神农本经校注
药性分类主治
艺林汇考饮食篇
本草纲目易知录
汤液本草经雅正
新刊药性要略大全

淑景堂改订注释寒热温平药性赋

方　书

医便

卫生编

袖珍方

仁术便览

古方汇精

圣济总录

众妙仙方

李氏医鉴

医方丛话

医方约说

医方便览

乾坤生意

悬袖便方

救急易方

程氏释方

集古良方

摄生总论

摄生秘剖

辨症良方

活人心法（朱权）

卫生家宝方

见心斋药录

寿世简便集

医方大成论

医方考绳愆

鸡峰普济方

饲鹤亭集方

临症经验方

思济堂方书

济世碎金方

揣摩有得集

亟斋急应奇方

乾坤生意秘韫

简易普济良方

内外验方秘传

名方类证医书大全

新编南北经验医方大成

临证综合

医级

医悟

丹台玉案

玉机辨症

古今医诗

本草权度

弄丸心法

医林绳墨

医学碎金

医学粹精

医宗备要

医宗宝镜

医宗撮精

医经小学

医垒元戎

证治要义

松厓医径

扁鹊心书

素仙简要
慎斋遗书
折肱漫录
济众新编
丹溪心法附余
方氏脉症正宗
世医通变要法
医林绳墨大全
医林纂要探源
普济内外全书（附 增补治痧全编）
医方一盘珠全集
医林口谱六治秘书

温　　病

伤暑论
温证指归
瘟疫发源
医寄伏阴论
温热论笺正
温热病指南集
寒瘟条辨摘要

内　　科

医镜
内科摘录
证因通考
解围元薮
燥气总论
医法征验录
医略十三篇
琅嬛青囊要
医林类证集要
林氏活人录汇编
罗太无口授三法
芷园素社痎疟论疏

女　　科

广生编
仁寿镜
树蕙编
女科指掌
女科撮要
广嗣全诀
广嗣要语
广嗣须知
孕育玄机
妇科玉尺
妇科百辨
妇科良方
妇科备考
妇科宝案
妇科指归
求嗣指源
坤元是保
坤中之要
祈嗣真诠
种子心法
济阴近编
济阴宝筏
秘传女科

秘珍济阴
黄氏女科
女科万金方
彤园妇人科
女科百效全书
叶氏女科证治
妇科秘兰全书
宋氏女科撮要
茅氏女科秘方
节斋公胎产医案
秘传内府经验女科

儿　　科

婴儿论
幼科折衷
幼科指归
全幼心鉴
保婴全方
保婴撮要
活幼口议
活幼心书
小儿病源方论
幼科医学指南
痘疹活幼心法
新刻幼科百效全书
补要袖珍小儿方论
儿科推拿摘要辨症指南

外　　科

大河外科
外科真诠
枕藏外科
外科明隐集
外科集验方
外证医案汇编
外科百效全书
外科活人定本
外科秘授著要
疮疡经验全书
外科心法真验指掌
片石居疡科治法辑要

伤　　科

正骨范
接骨全书
跌打大全
全身骨图考正
伤科方书六种

眼　　科

目经大成
目科捷径
眼科启明
眼科要旨
眼科阐微
眼科集成
眼科纂要
银海指南
明目神验方
银海精微补

医理折衷目科

证治准绳眼科

鸿飞集论眼科

眼科开光易简秘本

眼科正宗原机启微

咽喉口齿

咽喉论

咽喉秘集

喉科心法

喉科杓指

喉科枕秘

喉科秘钥

咽喉经验秘传

养　　生

易筋经

山居四要

寿世新编

厚生训纂

修龄要指

香奁润色

养生四要

养生类纂

神仙服饵

尊生要旨

黄庭内景五脏六腑补泻图

医案医话医论

纪恩录

胃气论

北行日记

李翁医记

两都医案

医案梦记

医源经旨

沈氏医案

易氏医按

高氏医案

温氏医案

鲁峰医案

赖氏脉案

瞻山医案

旧德堂医案

医论三十篇

医学穷源集

吴门治验录

沈芊绿医案

诊余举隅录

得心集医案

程原仲医案

心太平轩医案

东皋草堂医案

冰壑老人医案

芷园臆草存案

陆氏三世医验

罗谦甫治验案

临证医案笔记

丁授堂先生医案

张梦庐先生医案

养性轩临证医案

养新堂医论读本

祝茹穹先生医印

谦益斋外科医案

太医局诸科程文格

古今医家经论汇编

莲斋医意立斋案疏

医　　史

医学读书志

医学读书附志

综　　合

元汇医镜

平法寓言

寿芝医略

杏苑生春

医林正印

医法青篇

医学五则

医学汇函

医学集成（刘仕廉）

医学集成（傅滋）

医学辩害

医经允中

医钞类编

证治合参

宝命真诠

活人心法（刘以仁）

家藏蒙筌

心印绀珠经

雪潭居医约

嵩厓尊生书

医书汇参辑成

罗氏会约医镜

罗浩医书二种

景岳全书发挥

寿身小补家藏

胡文焕医书三种

铁如意轩医书四种

脉药联珠药性食物考

汉阳叶氏丛刻医集二种